Cansev Mese Yavuz
Basak Koca Ozer

Marcas de mordidelas humanas

Cansev Mese Yavuz
Basak Koca Ozer

Marcas de mordidelas humanas

ScienciaScripts

Imprint

Any brand names and product names mentioned in this book are subject to trademark, brand or patent protection and are trademarks or registered trademarks of their respective holders. The use of brand names, product names, common names, trade names, product descriptions etc. even without a particular marking in this work is in no way to be construed to mean that such names may be regarded as unrestricted in respect of trademark and brand protection legislation and could thus be used by anyone.

Cover image: www.ingimage.com

This book is a translation from the original published under ISBN 978-3-659-75952-9.

Publisher:
Sciencia Scripts
is a trademark of
Dodo Books Indian Ocean Ltd. and OmniScriptum S.R.L publishing group

120 High Road, East Finchley, London, N2 9ED, United Kingdom
Str. Armeneasca 28/1, office 1, Chisinau MD-2012, Republic of Moldova, Europe
Printed at: see last page
ISBN: 978-620-7-95444-5

Índice:

Capítulo 1

Identificação dentária e marcas de mordedura

A odontologia forense, um ramo importante da medicina legal, permite a identificação ou eliminação do corpo ou do suspeito através do exame dos maxilares, dos tecidos orais, das lesões dentárias e dos restos dentários de indivíduos mortos ou vivos (Yasar et al., 2001). A identificação é definida como a determinação das caraterísticas necessárias para ser corretamente identificado e distinguido de outros indivíduos, e a identificação de uma pessoa viva ou morta. Em especial, afirma-se que, na identificação das identidades das vítimas de catástrofes, a comparação dos registos dentários antemortem e postmortem e das caraterísticas das pessoas por parte dos odontologistas forenses é um método eficaz e fácil utilizado para identificar as identidades dos cadáveres (Tug e Yasar, 2006).

A identificação de uma pessoa tirando partido das propriedades dentárias tem origem em tempos antigos. Na Roma antiga, a esposa do imperador Cláudio ordenou que a amante do imperador fosse morta, uma vez que conhecia as caraterísticas específicas dos dentes anteriores da amante, e ordenou que a cabeça da amante fosse cortada e depois trazida até ela. Assim, ela tinha a certeza de que a amante estava morta (Tug e Yasar, 2006; Glass, 2003). A primeira identificação médico-legal que se registou com recurso a dentes pertence à morte do Dr. Joseph Warren, morto em Inglaterra em 1775, na batalha de Bread Hill (Bunker Hill). Graças aos exames dentários efectuados ao Dr. Warren, o corpo foi identificado por Paul Revere (Bruce-Chwatt, 2010).

Em 1849, o incêndio da Ópera de Viena foi conhecido como o primeiro evento em que a identidade foi diagnosticada através da utilização de dentes num desastre em massa (Glass, 2003). Outro exemplo de identificação forense em massa de dentes é o incêndio do Bazaar da la Charite que ocorreu em Paris a 4 de maio de 1897. Aproximadamente 126 pessoas foram mortas no incidente, e a identidade de 30 pessoas cuja identidade não pôde ser determinada foi feita de acordo com as caraterísticas dos seus dentes e maxilares (Bruce-Chwatt, 2010).

1.1.Marcas de mordidelas

Muitas marcas de dentadas encontradas em casos de homicídio, violação, abuso de crianças ou abuso sexual são estudadas por dentistas forenses e constituem uma questão muito importante para a ciência forense. De

Do passado ao presente, as pessoas utilizam os dentes como arma em caso de agressão ou de defesa. Na defesa, se não houver nada para proteger, a ação de morder pode proporcionar defesa. Por outro lado, o agressor também pode usar os seus dentes para atacar com os dentes, por diferentes razões. As razões das marcas de dentadas humanas variam. As marcas de dentadas são observadas em casos de homicídio, maus tratos a crianças e abuso sexual. Nos casos de maus-tratos físicos, os componentes dos maus-tratos infantis, as marcas de dentadas são encontradas em crianças. A região em que as marcas são feitas também é importante. A região em que as marcas são feitas é importante, bem como o seu objetivo. As marcas também podem ser vistas em objectos inanimados, bem como na pele de indivíduos vivos ou mortos.

Quando a prova de ADN não é possível ou é insuficiente, as marcas de dentadas podem constituir uma prova importante. Parte-se do princípio de que as marcas de dentadas são únicas com base em debates e há casos na literatura em que a identidade da pessoa é identificada a partir das marcas de dentes ou em que é efectuada uma eliminação entre os suspeitos. Muitos países aceitam as marcas de dentes como prova. No entanto, também há incidentes em que as marcas de dentadas não são consideradas como prova pelos tribunais. Quer as marcas de mordedura sejam ou não consideradas como prova na regulamentação legal, a definição e explicação das marcas de mordedura que desempenham um papel na elucidação de casos judiciais é de grande importância.

Basicamente, a identificação ou eliminação de marcas de mordedura baseia-se na comparação da dentição do suspeito com as marcas de mordedura após a recolha das provas. Para efetuar esta comparação, são utilizados muitos métodos diferentes, sendo também discutida a fiabilidade dos mesmos. A realização correta desta análise em processos judiciais tem uma importância ética para não culpar pessoas inocentes. Por esta razão, a análise das marcas de dentadas deve ser feita rapidamente, mas de forma correta, a fim de evitar a perda de provas.

1.1.1. Definição de Bite Mark

O American Board of Forensic Odontology define as marcas de dentadas como;

"Uma alteração física de um meio causada pelo contacto de dentes."

"Um padrão representativo deixado num objeto ou tecido pelas estruturas dentárias de um animal ou humano" (ABFO, 2013: 118).

1.1.2. História da investigação sobre marcas de dentadas

As marcas de mordedura, que são objeto de investigação da ciência forense, têm uma história tão antiga como os tempos pré-históricos. Os povos dessa época utilizavam a ação de morder como arma contra os seus inimigos. Embora o aspeto único das marcas de dentes seja conhecido desde a antiguidade, a utilização das marcas de mordedura como prova só começou no século passado (Karaman, 2002).

Verificou-se que as marcas de mordedura podiam ser provas no tempo do imperador huno Atilla, mas começaram a ser utilizadas pela primeira vez no sentido de identificação, com a mordedura de velas oficialmente seladas pelo rei de Inglaterra I. William de Inglaterra, deixando as marcas dos seus próprios dentes (Cottone, 1982, como citado em Karaman, 2002).

Sorup é reconhecido como o primeiro analista de marcas de mordida. Em 1924, Sorup utilizou papel transparente para comparar as fotografias em tamanho real das marcas de dentadas com a dentição do suspeito na sua investigação (Ström, 1963; Beena et al., 2012; Rothwell, 1995).

Em 1974, MacFarlane et al. publicaram um estudo sobre a singularidade da marca dos dentes humanos.

Em 1975, Keiser-Neilsen mencionou uma teoria para a reprodução da dentição humana (Keiser-Neilsen, 1975, como citado em Rai et al., 2006). Também na mesma data, Solheim e Leidal (1975) utilizaram a microscopia eletrónica para examinar as marcas de dentadas nos alimentos.

Em 1976, Bang publicou um estudo sobre marcas de mordidelas no peito de uma mulher morta em Oslo em 1957. No seu estudo sobre o caso, Bang utilizou a microscopia eletrónica de varrimento. As marcas na vítima enfatizaram a semelhança com a dentição do criminoso (Bang, 1976).

Em 1982, Sognnaes et al. examinaram as marcas de mordedura e referiram as diferenças significativas observadas nos gémeos maternos (Sognnaes et al., 1982).

Em 1984, Rawson relatou uma investigação sobre a singularidade das marcas de dentes.

Em 1994, Aboshi et al. efectuaram um estudo comparando o perfil dentário dos suspeitos com os alimentos deixados pelos suspeitos de fogo posto no local do crime (Aboshi et al., 1994, como citado em Rai et al., 2006).

Em 1999, Drummond e Mckay publicaram um caso sobre um dedo indicador amputado que tinha sido mordido (Drummond e Mckay, 1999).

Em 2000, Mckenna et al. relataram a singularidade das marcas de dentes humanos, deixadas por ladrões de chocolate no chocolate, no seu estudo (Mckenna et al., 2000).

1.1.3. Singularidade das marcas de mordedura

Embora se assuma que a estrutura dentária individual é única, a singularidade das marcas de mordida criadas pelos dentes humanos é uma questão controversa (Pretty e Sweet, 2001, Rothwell, 1995).

MacFarlane et al. (1974) investigaram a singularidade da estrutura dentária humana. O estudo foi realizado com 200 pacientes selecionados aleatoriamente no Hospital Dentário de Glasgow. Os pesquisadores fizeram os modelos de gesso dos seis dentes anteriores desses 200 pacientes e examinaram as caraterísticas individuais dos dentes. Avaliaram as propriedades dos dentes, a posição e as formas anormais dos dentes como caraterísticas positivas e a ausência de dentes como caraterísticas negativas. No estudo, foi determinado que 107 dos 200 indivíduos tinham seis dentes anteriores normais. Os investigadores afirmaram que, a nível individual, não significa que as marcas de mordida de duas pessoas sejam as mesmas, mesmo que a localização e a rotação dos dentes e a deslocação dos dentes nas arcadas sejam as mesmas (MacFarlane et al., 1974).

Outro estudo sobre a singularidade das marcas de mordida humanas foi efectuado em 1982 por Sognnaes et al. 10 adultos jovens no início dos 20 anos e com dentes saudáveis do mesmo sexo foram levados para o estudo. Os modelos dentários foram obtidos com alginato à medida de 5 gémeos maternos do sexo masculino e preenchidos com material radiopaco. O ângulo, a profundidade e a assimetria dos bordos de mordida dos dentes dos indivíduos são avaliados e medidos. Sognnaes e colegas determinaram que, nas medições que fazem, existem diferenças entre 10 indivíduos e 5 pares de gémeos entre si. Os investigadores indicaram que os dentes dos gémeos maternos não são idênticos entre si do ponto de vista dentário, de acordo com a arcada dentária e a posição individual dos dentes (Sognnaes et al., 1982).

Outro estudo que examinou a singularidade dos dentes humanos foi realizado em 1984 por Rawson et al. Rawson obteve as coberturas de 397 marcas selecionadas de 1.200 mordidas deixadas em cera por métodos radiográficos e manuais, e investigou a singularidade dos dentes anteriores de uma pessoa, determinando o ângulo e o centro dos dentes. Após uma investigação realizada por Rawson e colegas, concluíram que, para definir o mordedor, distinguindo-o dos outros, é suficiente uma correspondência de cinco dentes numa mordida, numa população mundial presumida de 4 mil milhões de pessoas (Rawson, 1984, como citado em Pretty, 2006).

No entanto, apesar de se assumir que a estrutura dentária individual é única e exclusiva, não foi efectuado um estudo populacional em grande escala para a identificar (Rothwell, 1995).

1.1.4 Marcas de mordidelas na regulamentação jurídica

A análise das marcas de dentadas deixadas em tecidos ou materiais pode ser efectuada por dentistas forenses. As marcas de dentadas são utilizadas como prova em tribunais nos EUA, Japão, Inglaterra e países escandinavos (Alsin et al., 2001).

Em Ohio, nos Estados Unidos, a 14 de março de 1870, Marry Lunsford foi encontrada morta na sua cama. Como suspeito, havia uma pessoa temporária que veio de longe da cidade, e como segundo suspeito uma pessoa que não vive nessa cidade mas que ficou por pouco tempo. O terceiro suspeito era Ansil Robinson. O detetive, que estava a investigar o incidente, encontrou uma carta escrita por Robinson a Marry. A carta dava a entender que Marry tinha uma relação com Robinson. As suspeitas sobre esta prova intensificaram-se em relação a Robinson. A marca de dentada no braço de Marry ajudou a esclarecer o incidente. Como se pode ver pelas marcas de dentadas, no maxilar superior da pessoa que executou o caso, havia uma perda de dente. Após esta prova, verificou-se que o modelo em que a dentição de Robinson foi identificada foi comparado e correspondia às marcas encontradas no braço de Marry. Robinson foi condenado em tribunal pelo homicídio de Marry Lunsford e, apesar de as provas coincidirem com as marcas de dentes no braço da vítima, Robinson foi absolvido (Pierce et al., 1990).

Em 1948, o Dr. Keith Simpson avaliou o primeiro caso de um assassino identificado a partir dos dentes na Grã-Bretanha. Nas investigações, as marcas de dentes no peito direito de Phyllis Lucy Gorringe foram comparadas com os dentes do seu marido Robert Gorringe, e Robert Gorringe foi considerado culpado e condenado a prisão perpétua (Bruce-Chwatt, 2010).

Em 1954, no Texas, uma pessoa chamada Doyle deixou uma dentada no queijo ao comer um pedaço de queijo no local do crime, um investigador fez uma pesquisa pedindo ao suspeito para voltar a morder um pedaço de queijo. O tribunal aceitou a prova com base no facto de a prova ser semelhante aos casos de impressões digitais (Rothwell, 1995). Ver também: Doyle v. State (1954).

Em 1973, uma bebé de 17 meses foi raptada, violada e afogada. Ela foi encontrada a usar roupa interior de senhora adulta. Foi determinado que uma ferida na zona da coxa foi feita por dentes humanos. 9 anos mais tarde, quando ocorreu um roubo na Força Aérea Real Australiana (RAAF), Carroll, que estava lá nessa altura, ao associar-se ao caso anterior, tornou-se suspeito. O modelo de estudo de Carroll e as marcas de dentadas foram comparados pelos investigadores. Os investigadores afirmaram que Carroll tinha feito as marcas. No entanto, o caso não foi esclarecido durante 27 anos e foi reexaminado em 2000. Apesar da reavaliação, Carroll foi absolvido (Clement e Blackwell, 2010). Ver também: R v Carroll (2002)

Ted Bundy, acusado de matar muitas pessoas nos EUA entre 1974 e 1978, é provavelmente um dos casos mais divulgados. Bundy é um assassino em série que escolhe as suas vítimas entre as raparigas jovens e não se sabe exatamente quantas pessoas matou. Em 1979, foi condenado à morte com base na marca de dentes deixada por ele nas ancas e no peito de uma vítima. Foi executado em 1989 (Kennedy, 2011, Hinchliffe, 2011). Ver também: Bundy v. State (1984).

Em 1986, ocorreu um caso de violação na Austrália. Uma jovem foi violada quando regressava a casa depois de ter saído de um clube noturno. Após o incidente, iniciou-se uma discussão entre o violador (Lewis) e o namorado da rapariga, tendo Lewis mordido o peito do namorado da mulher. Devido ao facto de a mulher e o seu namorado estarem demasiado embriagados para se lembrarem do agressor na noite do acontecimento, com o testemunho de um taxista que presenciou o sucedido, Lewis foi considerado suspeito. Os dentistas compararam as fotografias das marcas de dentadas no peito com as coberturas de acetato da dentição de Lewis. Os investigadores indicaram que Lewis tinha feito marcas de dentadas. No entanto, o tribunal rejeitou as provas e decidiu absolver Lewis (Clement e Blackwell, 2010). Ver também: Lewis v. The Queen (1987).

Lessig et al. (2006) registaram marcas de dentadas numa criança. Foi determinado que as marcas de mordidelas em diferentes partes do corpo da criança foram feitas por uma pessoa. Quando os investigadores compararam os padrões dentários dos pais com os observados, foi observada uma correspondência entre os grampos da prótese utilizada pelo pai e as marcas, pelo que se afirmou que o pai poderia ser suspeito tendo em conta este resultado.

As marcas de dentes numa maçã encontradas pela polícia da Saxónia no local de um caso de roubo foram enviadas para a Universidade de Leipzig para análise de ADN, mas esta foi considerada inadequada. Para além disso, as marcas na maçã foram copiadas e, em seguida, o modelo do dente do suspeito e as marcas na maçã foram determinados como sendo os mesmos, pelo que o autor do crime foi considerado suspeito (Lessig et al., 2006).

Num caso em que as marcas de dentadas foram utilizadas como prova na regulamentação legal no nosso país, o modelo de dente dentário foi feito e comparado com as marcas da vítima, beneficiando das marcas de dentes no meio do braço esquerdo e na parte exterior do ombro esquerdo da vítima. O tribunal decidiu que o arguido era culpado e condenou-o à prisão (Afsin et al., 2001).

Afsin et al. (2014) registaram 3 casos diferentes de mordeduras na Turquia. No primeiro caso, em 2002, uma mulher de 75 anos foi atacada e mordida por um agressor quando entrava em casa. O segundo caso ocorreu em Istambul, em 2003. Neste caso, uma mulher de 83 anos foi encontrada morta e foram encontradas marcas de mordidelas no seu rosto, peito e pulso. O terceiro caso também era semelhante a outros incidentes, incluindo marcas de dentadas deixadas no rosto de uma mulher de 60 anos, em 2003. Quando estes três casos foram examinados em conjunto, determinou-se que tinham sido feitos pelo mesmo agressor. As caraterísticas semelhantes das marcas de dentadas nas vítimas são: as marcas maiores dos dentes caninos e a ausência da marca do dente incisivo da frente. A polícia começou a procurar o agressor, cujas caraterísticas dentárias foram determinadas, e um dia os comportamentos de um adolescente suspeito chamaram a atenção da polícia, pelo que foi detido. As marcas de dentes encontradas nos corpos das vítimas e a dentição do agressor foram comparadas e identificadas por Huseyin Afsin, um perito forense. O agressor já tem vários antecedentes criminais, tais como violação, assédio e roubo.

Costa et al. (2016) relataram um incidente envolvendo marcas de mordidas. Foram observadas várias lesões numa mulher que foi encontrada morta em 2001. Após comparar as marcas encontradas na região abdominal da vítima com os modelos de estudo do suspeito, foi determinada uma correspondência entre os dentes do suspeito e a ferida. O suspeito foi detido como autor do crime e condenado a uma pena de prisão de dezanove anos.

Como se pode ver, as marcas de dentadas são aceites por alguns tribunais como prova, mas outros juízes não consideram as marcas de dentes como prova suficiente.

1.2. Marcas de mordidelas humanas
1.2.1. Caraterísticas de classe dos dentes humanos
Os incisivos centrais do maxilar superior dos dentes humanos são mais largos do que os incisivos laterais. No maxilar inferior, os incisivos apresentam um aspeto uniforme. O maxilar superior também é maior do que o inferior. Os dentes incisivos superiores e inferiores são cónicos (Bowers, 2004).

Quando se examinam as caraterísticas de classe das marcas de dentadas;

Os dentes incisivos formam marcas rectangulares,

Os dentes caninos formam marcas redondas ou ovais,

Os pré-molares formam triângulos, duplos triângulos ou quadriláteros equiláteros (Cottone, 1982, como citado em Karaman, 2002; Bowers, 2004).

1.2.2. Caraterísticas individuais

Os dentes dos seres vivos apresentam individualidade com a influência de factores genéticos e ambientais. Particularmente, os factores ambientais expostos contribuem para a singularidade dos dentes e das marcas dentárias. Os factores ambientais, como a abrasão, a fratura e a restauração que ocorrem nos dentes das pessoas durante a sua vida, contribuem para as suas caraterísticas individuais (Bowers, 2004; Kaushal, 2010; Stavrianos et al., 2011a). De facto, as caraterísticas da arcada e as caraterísticas dos dentes constituem caraterísticas individuais. Os tamanhos e posições dos dentes dos indivíduos podem ser diferentes (Kaushal, 2010). As caraterísticas individuais dos dentes também se reflectem nos tecidos ou noutros objectos com marcas de mordedura. As caraterísticas individuais mencionadas podem ser comparadas com as marcas nos tecidos ou materiais (Sweet e Pretty, 2001).

1.2.3. Aspeto típico e variações das marcas de dentadas humanas

De um ponto de vista evolutivo, desde o passado até ao presente, é possível que as pessoas utilizem os dentes como armas em situações de ataque ou de defesa (Karaman, 2002). Quando avaliada a partir do ponto de origem, a ação de morder é um instrumento primitivo de ataque e pode ser o último método a ser utilizado (Rothwell, 1995). As marcas de dentes podem ser observadas na vítima durante o ataque e no atacante durante a defesa.

O aspeto das marcas de mordedura nos tecidos varia em função da força aplicada, da duração, da ocorrência da ação de mordedura antes ou depois da morte e do tempo decorrido desde a ação de mordedura (Karaman, 2002).

As marcas de dentadas humanas também podem ser encontradas nos alimentos, bem como nos tecidos, no local do crime (Lessig et al., 2006). As marcas nos alimentos são diferentes das mordidelas nos tecidos. Em particular, quanto maior for o número de marcas de dentadas em frutas e legumes, mais cedo o material fica seco devido à perda de água (Stavrianos et al., 2011a). Estes materiais no local do crime podem ser úteis na identificação de suspeitos em casos como roubo, agressão ou homicídio.

As formas das marcas de dentadas humanas são feridas elípticas ou circulares. Além disso, podem ter a forma de arcos em forma de U separados nas suas bases por um espaço aberto e, em geral, os diâmetros das feridas por marcas de dentadas humanas variam entre 25-40 mm (Stavrianos et al., 2011b). Numa marca de dentada, são observados até seis dentes anteriores como uma arcada (Karaman, 2002).

A distância entre os dentes caninos é importante para determinar se as marcas são feitas por uma criança ou por um adulto. Se a distância entre os dois dentes caninos for inferior a 3 cm, pode dizer-se que a marca pertence aos dentes decíduos (Wagner, 1986). As marcas observadas em crianças até aos 2 anos de idade podem ser observadas como uma forma oval ou meio arco, um arco é frequentemente visível nas marcas criadas por uma pessoa adulta (Yasar e Akduman, 2007). A grande maioria dos ataques graves envolve mordeduras múltiplas (Bell, 2000).

A duração da marca de mordedura está relacionada com a força da ação da mordedura e com os danos nos tecidos. Devido à elasticidade da pele, as marcas de dentes deixadas nos indivíduos vivos começam a deformar-se quando a força aplicada pára e o tecido volta ao seu estado original. No entanto, mesmo que o tecido não se parta, as marcas podem permanecer no tecido durante 24 horas. A alteração do tecido devido ao processo de cicatrização pode dificultar a deteção de marcas de dentadas em indivíduos vivos (Drinnan e Melton, 1985, como citado em Karaman, 2002). Nos indivíduos vivos, a cor da ferida formada após a mordedura muda consoante o processo de cicatrização (Bowers, 2004). Factores como infecções, edema e mudança de cor neste processo afectam a deteção de marcas de dentes. As marcas de dentes feitas após a morte podem ser distorcidas por alterações que ocorrem após a morte (Drinnan e Melton, 1985, como citado em Karaman, 2002). Além disso, dependendo da força aplicada, a rutura de tecidos também pode ser observada em casos de mordidas graves.

Para além das marcas de dentadas;

Pode ocorrer abrasão linear e marcas de dentes duplos, devido ao deslizamento e à pressão dos dentes sobre a pele,

Podem ocorrer equimoses periféricas com hematomas excessivos na pele,

Os padrões da roupa na zona mordida podem ser vistos no tecido com a marca da mordedura (Kaushal, 2010).

Na marca de mordida, a equimose central pode ocorrer com a pressão negativa da língua ou com a pressão positiva dos dentes (Kellog, 2005).

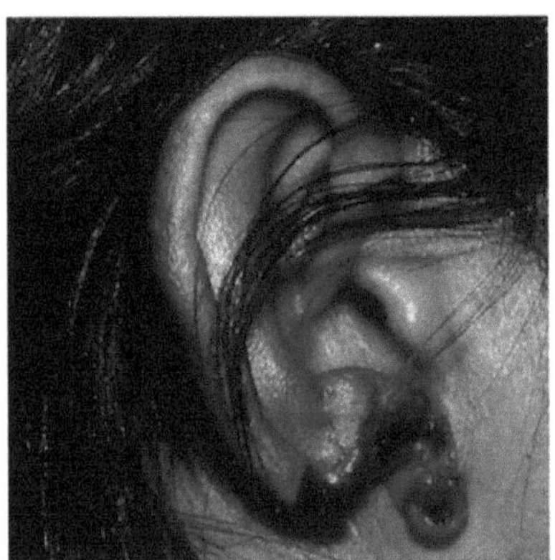

Figura 1: Exemplo de mordedura avulsiva (Bowers, 2004)

1.2.4.81. e marcas no tecido

As marcas de mordedura formadas em indivíduos vivos serão restauradas com o tempo, devido à elasticidade da pele, de acordo com a localização anatómica e o efeito da força da mordedura.

Para compreender o comportamento mecânico da pele, é necessário examinar as partes que a constituem. A pele comporta-se de forma heterogénea (não homogénea), não linear, visco-elástica e com uma estrutura anisotrópica. Estas caraterísticas também variam de acordo com factores como a idade e as diferentes partes do corpo (Hendriks, 2001). A camada da derme está, em grande medida, por detrás deste comportamento biomecânico da pele. A derme actua mecanicamente devido às fibras de elastina, fibras de colagénio, substância fundamental e reticulina (Bush et al., 2009; Hendriks, 2001).

As fibras de elastina estão entrelaçadas com as fibras de colagénio. Constituem 4% do peso seco sem gordura. As fibras de elastina são mais rígidas e reversíveis. As fibras de colagénio constituem 75-77% do peso seco isento de gordura da pele. As propriedades das fibras de colagénio são a elevada tensibilidade e a baixa expansibilidade (Hendriks, 2001, Bush et al., 2009).

O material de base é uma gelatina opaca e amorfa localizada nos espaços entre as fibras. O material de base proporciona o comportamento viscoelástico da derme (Hendriks, 2001, Bush et al., 2009).

1.2.4.82. isco-Elasticidade da pele

A pele é expansível durante uma pressão baixa, mas à medida que a pressão aplicada aumenta, a pele torna-se mais rígida. Por exemplo, quando aplicamos uma pequena pressão na pele, esta regressa ao seu estado original num curto espaço de tempo, depois de a pressão ter terminado. Quando há mais pressão, a pele torna-se visco-elástica e, neste caso, não regressa imediatamente ao seu estado original. Neste contexto, as marcas de mordedura formadas na pele serão restauradas dentro de um certo período de tempo se forem feitas aplicando um pouco de força. Como mencionado anteriormente, a razão da pressão que se forma na pele e deste comportamento são as fibras de colagénio, as fibras de elastina e a substância moída (Bush et al., 2009).

1.2.4.83. nisotropia

A localização anatómica, a tensão da pele e o movimento estão relacionados entre si e são factores eficazes na distorção das marcas de mordida (Bush et al., 2009).

Anisotropia significa que a pele tem propriedades diferentes em diferentes regiões do corpo. A pele é determinada pelas linhas de tensão da pele e estas linhas de tensão mudam consoante as regiões do corpo. São as propriedades mecânicas das partes do corpo, como os músculos e o movimento das articulações, que provocam a alteração. Ao mesmo tempo, as linhas de tensão variam de acordo com o movimento da região (Milligton e Wilkinson, 1983, como citado em Bush et al., 2009).

Num estudo realizado por Bush e colegas, foram formadas marcas de dentadas no braço, antebraço, parte lateral do corpo, parte superior e inferior das pernas de um cadáver. O objetivo do estudo é determinar se as marcas se distorcem com a deslocação da região. Antes e depois da deslocação, foram tiradas fotografias das marcas de mordida no espaço de 10 minutos. Foram efectuadas medições métricas a partir da dentição do mordedor e estas medições foram comparadas com as medições efectuadas a partir das marcas de mordida. Os investigadores chegaram à conclusão de que a distorção dramática ocorreu devido aos movimentos em algumas das 23 mordidas que foram formadas (Bush et al., 2009).

1.2.5.Distorção das marcas de mordedura
1.2.5.1. Distorção primária

A distorção primária é composta por dois componentes principais: a distorção dinâmica e a distorção dos tecidos. A distorção pode ocorrer com movimentos de mordida (Rawson, 1982, citado em Sheasby e MacDonald, 2001). A distorção dinâmica ocorre proporcionalmente ao grau de movimento. Os dentes e o tecido mordido são os executores da ação de morder que afecta a distorção dinâmica (Sheasby e MacDonald, 2001).

A tensibilidade da pele provoca a distorção dos tecidos a vários níveis nas marcas de mordedura. O edema da pele que se desenvolve como reação à ação da mordedura e a quantidade de tecido mordido são os factores que causam a distorção dos tecidos (Sheasby ve MacDonald, 2001).

1.1.1. 2.Distorção secundária

A distorção secundária é composta por três partes. A primeira é a distorção da marca de mordida, dependendo do tempo. A segunda é a distorção da postura observada durante o exame da marca após a formação da marca de mordida e a terceira é a distorção fotográfica (Sheasby e MacDonald, 2001).

Quando as marcas de mordedura são efectuadas, podem ser observadas caraterísticas adicionais em função da força aplicada. Caraterísticas como equimose, arranhão, laceração, etc., variam de acordo com o tempo decorrido desde a marca. As alterações devidas à cicatrização e as alterações ao longo do tempo causam uma distorção dependente do tempo, que é um dos componentes da distorção secundária (Sheasby e MacDonald, 2001).

A distorção da postura é causada pela alteração da posição do corpo após o evento da mordida. Quando o tecido é levado para uma posição diferente da sua posição no momento da mordedura, ocorre a distorção. A distorção da postura é observada dependendo da posição do corpo e da posição anatómica da marca da mordedura. Por exemplo, durante o exame de uma marca de mordedura no pescoço, se a posição da cabeça for alterada, pode ocorrer uma distorção da postura (Sheasby e MacDonald, 2001).

Os investigadores sempre afirmaram que na análise a distorção da postura é um fator importante. Em 1971, Devore formou uma forma com um bloco de compressão nas diferentes partes do corpo de um indivíduo vivo e investigou se as marcas se deformavam ou não ao mudar a posição do corpo. Para o efeito, foram comparadas fotografias tiradas quando a marca era aplicada ao tecido e fotografias tiradas quando a posição do corpo mudava. Devore afirmou na sua pesquisa sobre a ocorrência de distorção, "A menos que a posição exacta do indivíduo seja determinada, não é adequado comparar, no momento da formação das marcas" (Devore, 1971).

A distorção fotográfica ocorre quando a marca da mordida é fotografada; o ângulo da máquina fotográfica não está alinhado com a marca dos dentes. Esta deve ser paralela à mordedura da máquina fotográfica. Neste contexto, tirar fotografias de acordo com as normas de análise de marcas de mordida publicadas pela ABFO reduzirá a distorção fotográfica ao mínimo (Hyzer e Krauss, 1988, como citado em Pretty, 2006; Sheasby e MacDonald,2001).

1.2.6. Causas da formação de marcas de dentadas humanas

As marcas de dentadas são frequentemente encontradas em casos de abuso de crianças, assassínios e abuso sexual (Gold et al., 1989). As marcas de mordedura são normalmente feitas pelo agressor na vítima, mas em algumas circunstâncias a vítima pode também morder o agressor (Bernitz et al., 2006).

O abuso de crianças é a exposição de um adulto a um comportamento inaceitável dentro da cultura do país num determinado período de tempo. Estes comportamentos podem variar de país para país e mesmo dentro do mesmo país. O abuso de crianças envolve comportamentos que restringem o desenvolvimento físico e mental normal da criança. Os maus tratos a crianças dividem-se em quatro categorias: maus tratos físicos, emocionais, sexuais e negligência. As marcas de dentadas são encontradas em casos de maus tratos a crianças (Yaşar e Akduman, 2007).

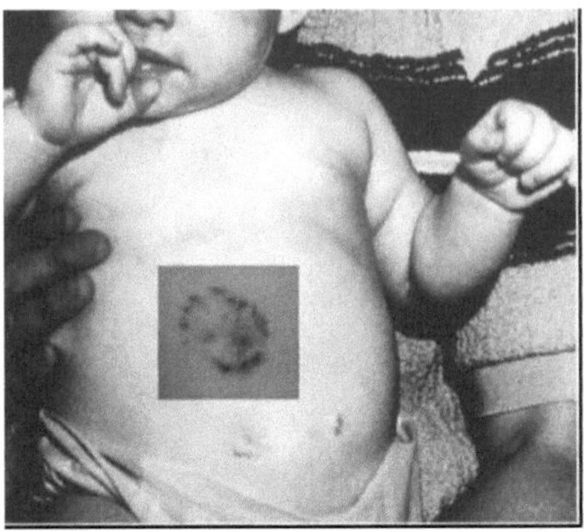
Figura 2: Abuso de crianças (Bowers, 2004)

Abuso físico; significa que a criança sofre danos físicos (Yaşar e Akduman, 2007). Os ataques físicos incluem qualquer dano físico que resulte de bater, morder, queimar ou outros danos (Child Welfare Information Gateway, 2016).

O resultado de maus tratos físicos, marcas de nódoas negras, abrasão, queimaduras e mordeduras podem ser vistos nos rostos das crianças vítimas de maus tratos (Yasar e Akduman, 2007).

Nos casos de suspeita de maus tratos físicos, é necessário determinar primeiro se as marcas de mordedura criadas no corpo da criança pertencem principalmente a um adulto ou a uma criança, porque a criança pode ser mordida por outra criança. É necessário ser cauteloso, pois a criança pode morder-se a si própria. No entanto, nos casos em que uma criança se morde a si própria, espera-se que as marcas de mordidelas sejam encontradas apenas em locais onde a boca pode ser alcançada (Dubowitz e Bennett, 2007).

O abuso sexual refere-se à utilização de uma criança, que continua a desenvolver-se psicossocialmente, para fins de estimulação sexual por parte de um adulto. O abuso sexual inclui muitos comportamentos diferentes, como toques nos órgãos sexuais, exibicionismo, voyeurismo e violação (Yasar e Akduman, 2007).

As marcas de dentadas nos bebés são frequentemente feitas para os castigar por chorarem ou por se sujarem. As marcas de mordidelas podem ser observadas em qualquer parte do corpo, mas a maior parte delas são observadas nos ombros, braços, bochechas, ancas e órgãos genitais. As zonas onde se observam as marcas de dentadas tendem a mudar com o aumento da idade (Wagner, 1986). As marcas de dentadas auto-infligidas são observadas em áreas limitadas do corpo (Dubowitz e Bennett, 2007). Quando se tem em conta as razões para as marcas de mordedura, enquanto o grupo etário em que os casos de abuso de crianças são mais comuns é entre os 0 e os 2 anos, nas agressões sexuais, as marcas de mordedura são mais comuns entre os 21 e os 50 anos. Os homicídios também são comuns no mesmo grupo etário com a taxa mais elevada, à semelhança das agressões sexuais (Freeman et al., 2005).

Para a identificação por marcas de mordedura, recomenda-se a análise do ADN, que é um método objetivo; no entanto, quando não existem provas de ADN, a comparação física das marcas de dentes pode contribuir para o esclarecimento do caso (Pretty e Sweet, 2001).

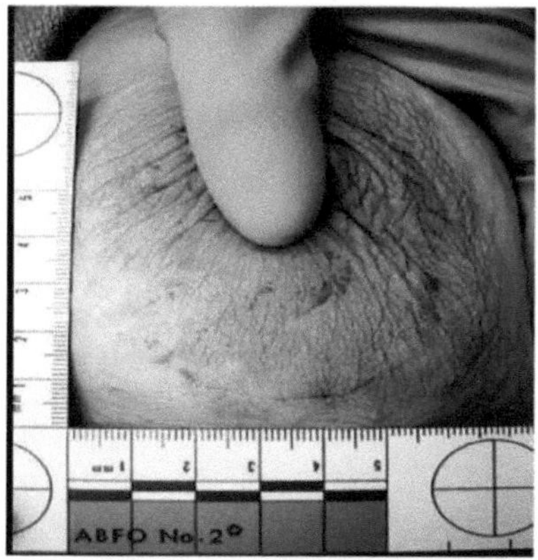

Figura 3: Uma marca de mordedura no peito (Bowers, 2004)

1.2.7. Localizações anatómicas das marcas de mordidelas

A área onde as marcas de mordida estão localizadas é muito importante para a análise das marcas de dentes. A localização pode dar informações sobre os motivos da realização das marcas, além de contribuir para evitar distorções nas marcas de mordida. As marcas de mordedura são vistas em diferentes partes do corpo, de acordo com as razões da mordedura.

A localização da marca é muito importante para a análise de marcas de dentadas. Estudos demonstraram que as marcas de dentadas humanas se encontram geralmente nos seios, braços e pernas das mulheres e nas mãos, rosto e costas dos homens (Pretty e sweet, 2000, como citado em Pretty, 2008). É referido que, quando as marcas são avaliadas de acordo com as razões pelas quais foram feitas, as marcas de dentadas são mais visíveis no peito durante a agressão sexual, seguidas do braço, rosto, pernas e ombro. Nos casos de homicídios e abuso de crianças, os braços são a zona onde se observam mais mordeduras (Freeman et al., 2005).

1.3.Marcas de mordeduras de animais

Os dentes dos animais, que são utilizados para se protegerem dos inimigos e os atacarem, estão relacionados com a sua alimentação em termos de forma e estrutura. Os dentes dos animais alimentados com carne e erva têm uma forma macia, enquanto os dentes dos animais que comem apenas carne têm uma forma que permite partir materiais mais duros (Af§in et al., 2005). Os cães, tal como os humanos, têm dois tipos de dentes: os decíduos e os permanentes. Os cães com 28 dentes decíduos muito afiados perdem esses dentes decíduos a partir da 12ª semana. Um cão adulto tem 42 dentes permanentes. 12 desses dentes são incisivos, 4 são caninos, 16 são pré-molares e 10 são molares (Af§in et al., 2005).

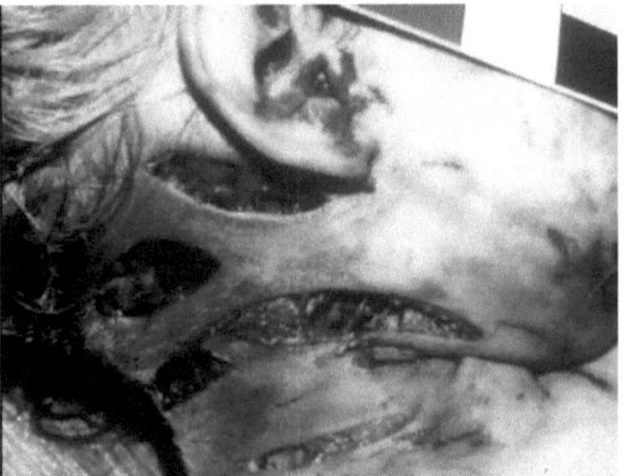

Figura 4: Uma marca de dentada que resulta em morte (Bowers, 2004)

Especificar se as marcas de mordedura formadas numa substância ou tecido são feitas por uma pessoa ou animal é uma questão importante que deve ser determinada antes do início da análise das marcas de mordedura. Quando se comparam os dentes do cão e do ser humano, verifica-se que o dente número um dos dentes incisivos do ser humano é maior do que o segundo, e o tamanho dos dentes incisivos dos cães aumenta do primeiro para o terceiro (Af§in et al., 2005; Bernitz et al., 2012). As mordeduras do cão com dentes caninos causam geralmente feridas de perfuração, enquanto que com os incisivos causam feridas de perfuração e arranhões (Bernitz et al., 2012). Em mordeduras graves, pode ocorrer uma laceração profunda (De Munnynck e Van de Voorde, 2002).

Os gatos também têm dois tipos de dentes: decíduos e permanentes. Os dentes incisivos do gato, com 26 dentes decíduos e 30 permanentes, são afiados e cortantes, enquanto os dentes caninos afiados e longos, como os incisivos do outro lado, servem para apanhar e matar as suas presas. Os dentes pré-molares e molares dos gatos também funcionam para triturar (Af§in et al.,

2005).

Por outro lado, as mordeduras de gato são frequentemente menos ruinosas, criando feridas de punção devido aos seus dentes afiados (Oehler et al., 2009). No entanto, os gatos com incisivos longos e finos também podem abrir feridas que podem atingir os tendões e os ossos (Cheah e Chong, 2011). Quando se comparam as mordeduras humanas e felinas, em termos de tamanho e forma dos dentes, enquanto os gatos deixam feridas mais pequenas e penetrantes, as marcas de mordedura das pessoas têm uma área mais ampla e apresentam-se como rasgões e abrasões, consoante a força aplicada. É claro que, em caso de mordedura grave, os dentes humanos também podem cortar tecidos. Enquanto as mordeduras de gato são observadas principalmente nas mãos, cotovelos e braços, as mordeduras de cão são mais comuns nas mãos, cotovelos e rosto. Note-se que as mordeduras de rato (de animais roedores) são observadas principalmente em crianças com menos de dez anos de idade (Macbean et al., 2007).

1.4. Análise da marca de mordedura

A análise de marcas de mordedura envolve a identificação e a comparação de marcas criadas por seres humanos ou animais em objectos inanimados ou em indivíduos vivos (Pretty and Sweet, 2010).

Antes de iniciar a análise das marcas de mordedura, as primeiras questões a responder são;

A ferida ou marca é uma marca de mordidela?

A marca foi criada por um adulto ou por uma criança?

A identidade da pessoa pode ser determinada através de uma análise? (Pretty and Sweet, 2010).

Em primeiro lugar, deve responder-se à questão de saber se a marca é criada por uma mordedura, para a análise da marca de mordedura. Depois de determinar que não foi feita por outro objeto e que a marca é uma marca de mordida, deve ser determinado se o suspeito é uma criança ou um adulto, tendo em conta os motivos para a realização (Pretty e Sweet, 2010). Para tal, como referido anteriormente, é tida em consideração a distância entre os dentes caninos. Os vestígios de mordedura são recolhidos tendo em conta que a marca de mordedura pode estar distorcida. Depois de recolhidas as provas da vítima e do suspeito, as marcas dos dentes são fotografadas e prosseguem para o processo de comparação (ABFO, 2013).

É claro que existem muitas formas de comparar as marcas com dentição suspeita, mas é muito importante escolher um método mais fiável e correto. Na análise das marcas de mordedura, para além da técnica utilizada, a experiência do investigador também pode influenciar a análise (Martin-de las Heras et al., 2007). Não se deve esquecer que um erro cometido no esclarecimento de um caso forense ou uma prova ignorada pode alterar o curso de toda a análise e esta pode não resultar corretamente.

1.4.1.Determinação do sexo a partir do tamanho do dente

Para além dos estudos de identificação, a evolução do tamanho dos dentes ao longo do tempo é avaliada tanto a partir de restos de esqueletos como de medidas tomadas em indivíduos vivos.

A determinação do sexo pode ser feita com o esqueleto, assim como a determinação pode ser feita com a ajuda dos dentes de indivíduos vivos. Nos seus estudos que investigaram se as dimensões dos dentes dos indivíduos vivos diferem em função do sexo (Kedici e ¡scan, 2004), os investigadores mediram as larguras dos pontos de contacto mesio-distais de 14 dentes localizados em ambos os maxilares esquerdos de estudantes universitários do sexo feminino e masculino do mesmo grupo etário e investigaram as diferenças entre os sexos. Como resultado da análise da função discriminante, foi determinado que 50 estudantes do sexo feminino e 50 do sexo masculino têm maior diferença entre os sexos; canino e primeiro molar no maxilar superior e tamanho mesio-distal nos dentes caninos no maxilar inferior. A melhor diferença entre os sexos, com 84%, foi encontrada no canino do maxilar superior. Os investigadores referiram que os homens têm mais tamanhos de dentes do que as mulheres (Kedici e i§can, 2004).

1.4.2 Provas de mordedura

A primeira fase da análise de marcas de dentadas é o período de recolha de provas de marcas de dentadas. As alterações na marca de dentada podem aumentar, dependendo do tempo. Por este motivo, é um passo importante para a análise registar a mordedura o mais rapidamente possível. Um erro no processo de recolha de provas, que deve ser efectuado meticulosamente, pode destruir as provas (ABFO, 2013). localização, tamanho da mordedura, forma, cor e propriedades dos tecidos devem ser tidos em consideração. Estes procedimentos devem ser efectuados; Recolha de provas junto da vítima Para a análise, os métodos de recolha de marcas de dentadas são efectuados de acordo com

de acordo com as normas especificadas pela ABFO, a saber: Na definição da marca de mordida; Anatómica

A recolha de provas do suspeito deve ser feita da seguinte forma: tirar fotografias intra-orais e extra-orais, exame oral, recolha de esfregaço de saliva, criação de um modelo de estudo a partir da medição dentária e recolha de amostras de mordida (ABFO, 2013). A recolha de provas do suspeito deve ser efectuada da seguinte forma: tirar fotografias intra-orais e extra-orais, exame oral, recolha de esfregaço de saliva, criação de um modelo de estudo a partir de medições dentárias e recolha de amostras de mordeduras (ABFO, 2013). Na análise, a fotografia da marca é tirada de forma rápida e meticulosa, se disponível é recolhida uma amostra de saliva, o tamanho da superfície da marca é recolhido e a amostra de tecido da marca também pode ser recolhida dos indivíduos mortos. São tiradas fotografias intra-orais e extra-orais do suspeito e são registadas amostras da mordedura (ABFO, 2013).

1.4.3.Tirar fotografias de marcas de dentadas

Após a mordedura, a imagem da marca do dente deve ser fotografada rapidamente para manter a sua consistência e para efeitos de comparação. A área da mordida também deve ser fotografada de perto. Recomenda-se a utilização da escala de referência ABFO quando as marcas de mordida são fotografadas. As fotografias devem ser tiradas com alta qualidade, com a escala ABFO 2 e sem escala. Podem ser utilizadas duas réguas e moedas quando a escala ABFO 2 não estiver disponível

(Stavrianos et al., 2011b). Ao tirar fotografias das marcas, deve ser regulada a luz adequada para evitar sombras. Devem ser tiradas fotografias de longe e de perto da zona da mordedura e as fotografias devem ser informativas sobre a localização da zona da mordedura. Em indivíduos vivos, pode ser útil tirar fotografias em série das marcas, uma vez que as marcas podem deformar-se devido à cicatrização. Se for utilizada uma escala, esta deve estar paralela à marca e a câmara deve estar num ângulo de 90° em relação à marca para uma melhor visualização. A utilização de câmaras digitais, juntamente com os desenvolvimentos tecnológicos, permitiu a monitorização instantânea das fotografias e a integração da câmara no computador. A utilização de câmaras digitais é recomendada na investigação, podendo ser utilizado vídeo e fotografia (Mcnamee e Sweet, 2003; ABFO, 2013; Pretty, 2008).

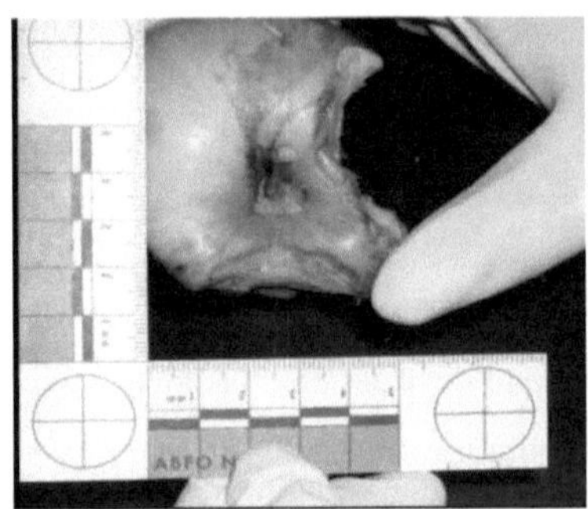

Figura 5: Uma fotografia à escala da marca de dentada na Apple (Bowers, 2004)

1.4.4. esfregaço de saliva

A marca observada nos casos de bitemark é considerada uma prova física. No entanto, o ADN, a prova biológica, é sempre uma medida mais objetiva. Infelizmente, é difícil encontrar provas de ADN nos casos de marcas de dentes. Se for possível obtê-la, a saliva acumulada no tecido durante o evento de mordida ou absorção pode ser recolhida para identificação ou eliminação, na análise da marca de mordida (Sweet et al., 1997).

Uma técnica desenvolvida por Sweet e colegas apresenta uma nova proposta para a recolha de provas de saliva encontradas em marcas de mordeduras humanas. Esta técnica, denominada técnica do duplo esfregaço, envolve o esfregaço de algodão seco aplicado após o esfregaço de algodão húmido (Sweet et al., 1997).

1.4.5.Produzir a dentição suspeita

Para determinar quem fez as marcas de mordedura ou para fazer a eliminação entre os suspeitos, a dentição das pessoas deve ser apresentada e comparada com as marcas.

Na análise de marcas de mordedura, é essencial determinar os bordos de mordedura e comparar com as marcas, nos modelos de estudo que são retirados do suspeito. São utilizados muitos métodos 2D e 3D diferentes para a reprodução da dentição de um indivíduo (Sweet e Bowers, 1998; Pretty e Sweet, 2001). Os métodos 3D permitem a comparação de camadas de amostras de modelos de estudo 3D, digitalizando os modelos de estudo com um scanner 3D e com programas baseados em computador (Martin-de-las-Heras e Tafur, 2009).

Os métodos baseados em computador são efectuados utilizando programas informáticos como o Adobe Photoshop e o software DentalPrint (Martin-de-las-Heras et al., 2007). A principal razão para a utilização da imagem digital é garantir que os bordos de mordida dos dentes do suspeito são corretamente reproduzidos. O programa DentalPrint é um método desenvolvido pela Universidade de Granada, Departamento de Medicina Legal e Odontologia Legal, Granada, Espanha, que fornece uma visão 3D dos modelos de estudo dos suspeitos (Martin-de-las-Heras et al., 2005). Este método foi depois utilizado num estudo realizado através da comparação de marcas de dentadas formadas em pele de porco. Como resultado da investigação, o DentalPrint foi considerado um método correto e útil (Martin-de- las-Heras et al., 2007).

Num estudo, foram também descritos os métodos de polilinha 2D e de pintura para produzir dentição suspeita na análise de marcas de mordida. O método da polilinha 2D envolve a criação de uma linha entre os caninos que pode ser medida matematicamente com dois pontos fixos selecionados entre os caninos. O método de pintura envolve a pintura das superfícies de mordida do modelo de estudo do suspeito com uma tinta brilhante (Al Talabani et al., 2006).

O método baseado em computador utilizado para a análise das marcas de mordida e mais exato do que os outros métodos é descrito por Sweet e Parhar (Sweet e Parhar, 1997, como citado em: Sweet e Bowers, 1998). Nos modelos estudados, foi aplicada a técnica de sobreposição transparente; 6 dentes inferiores e 6 dentes superiores da frente foram selecionados no programa Adobe Photoshop e transferidos para uma película transparente. Verificou-se que a análise baseada em computador fornece resultados mais exactos do que a análise manual e o método de visualização de cera radiopaca. Este método é também referido como o "padrão de ouro" (Sweet e Bowers, 1998).

Como se vê, a contribuição dos desenvolvimentos tecnológicos e os estudos recentes resultaram em imagens tridimensionais das marcas de mordedura e as técnicas utilizadas continuam a desenvolver-se.

1.1.1 Subjetividade

Sabe-se que o método utilizado para comparar marcas de mordedura com a dentição é um fator importante para a análise. Os métodos utilizados nas marcas de mordedura podem ser mais subjectivos do que os outros. As investigações fornecem resultados importantes sobre qual o método mais objetivo e correto.

Maloth e Ganapathy (2011) compararam os resultados de cinco métodos diferentes utilizados para a análise da mordida (traçado manual a partir de moldes de estudo, traçado manual a partir de impressões em cera, método xerográfico, método de impressão radiopaca e método baseado em computador 2D) num estudo realizado com 30 voluntários. O método xerográfico foi considerado o método mais exato no que diz respeito à área e rotação dos dentes. Ambos os métodos de traçado manual foram considerados imprecisos e subjectivos.

Patil et al. (2013) realizaram um estudo sobre a subjetividade dos métodos utilizados nas marcas de mordida. Avaliaram o grau de subjetividade observado entre os dois métodos numa comparação de métodos diretos e indirectos com marcas dentárias. Os pesquisadores relataram observações das marcas dentárias criadas com 10 modelos de estudo por 3 pesquisadores diferentes. O resultado da análise utilizando o método manual foi considerado mais subjetivo do que a análise baseada em computador. Os investigadores foram capazes de fazer uma correspondência correta com o método manual em 53,3% e com o método baseado em computador em 76,6%.

No seu estudo com 30 indivíduos, Pallam et al. (2016) investigaram qual a técnica mais exacta utilizando 4 técnicas diferentes (traçado manual a partir de moldes de estudo, traçado manual a partir de impressões em cera da superfície da mordida, método de impressão em cera radiopaca e método xerográfico). Como resultado da investigação, determinou que a técnica xerográfica é o método mais exato entre as outras técnicas.

Por outro lado, a experiência do investigador também influencia significativamente a análise, tanto quanto o método utilizado. No entanto, mesmo que seja utilizado um método objetivo para a análise da mordida, a etapa de comparação é subjectiva (Pretty e Sweet, 2001).

1.4.7 Formação da impressão do dente de um suspeito e comparação com a
Marcas

A última etapa da análise consiste em obter a impressão do dente do suspeito e compará-la com o modelo. O método xerográfico, a radiografia, o traçado manual e os métodos de comparação por computador, são técnicas utilizadas para a análise das marcas de mordida, no modelo dentário do suspeito criado (Sweet e Bowers, 1998). Basicamente, pretende-se comparar a marcação dos bordos da mordida no modelo dentário do suspeito com as marcas encontradas na mordida. As comparações são feitas com as classificações de "mordedor, provável mordedor, não excluído como mordedor, excluído como mordedor e inconclusivo", tendo em conta a correspondência dos bordos de mordida no modelo de dente e nos modelos dentários (ABFO, 2013). Como resultado da comparação, a correspondência das bordas de mordida marcadas com as marcas na mordida permitirá a eliminação entre os indivíduos suspeitos ou a identificação do suspeito.

Capítulo 2

Um estudo experimental sobre a identificação a partir de marcas de mordeduras humanas

As investigações experimentais com o objetivo de determinar a identidade de uma pessoa suspeita de uma marca de mordedura ou a eliminação entre os suspeitos, favorecem os processos judiciais. Neste contexto, a multiplicação de estudos experimentais é muito importante para a ciência forense. Nesta secção, será descrita uma investigação experimental realizada para identificar e eliminar marcas de dentadas.

2.1. Conceção experimental

A odontologia forense permite a identificação e a eliminação de cadáveres e de suspeitos através do exame dos restos mortais e vivos de tecidos orais, maxilares, dentes e lesões dentárias. A investigação dos dentes, especialmente na identificação de vítimas de catástrofes, é o método mais eficaz e mais fácil que os odontologistas e antropólogos forenses utilizam com delicadeza. Uma das principais questões que interessam à ciência forense são as marcas de mordedura. A marca de mordedura é o padrão formado no tecido de seres humanos ou animais e as lesões cutâneas causadas por dentes que mostram a estrutura de representação da boca em contacto entre si. Para determinar a identidade dos indivíduos que formam as marcas de mordedura, ou para poder eliminar os suspeitos, na primeira fase da análise, é necessário identificar se a mordedura pertence ou não a um ser humano. Os passos seguintes são a recolha de provas das marcas de mordedura o mais rapidamente possível. De acordo com as normas da American Board of Forensic Odontology-(ABFO), a estrutura dentária dos suspeitos e a recolha de informações, se houver possibilidade de chegar ao ácido desoxirribonucleico (ADN), a fotografia das marcas de mordedura, a criação de um modelo dentário que pertença ao suspeito e a aplicação do método de análise das marcas de mordedura.

O objetivo do estudo experimental, que se desenvolve a partir de marcas de mordidelas em diversos materiais criadas por voluntários, é afirmar expressamente que a eliminação e a previsão de suspeitos podem ser feitas ou não. No nosso estudo, deixámos que 20 voluntários (distribuição por sexo igual) mordessem esferovite, maçãs, pepinos, queijo cheddar, transparências, e a parte superior do braço (bíceps). Sob a direção da ABFO, foram tiradas fotografias que mostram a estrutura intra-oral, necessárias para a análise das marcas de mordida, e os modelos de gesso dentário pertencentes aos indivíduos foram fornecidos e analisados. Após estas operações, foi aplicada uma sobreposição transparente no software Adobe Photoshop CS4 Extended (com auxílio de computador). De acordo com as normas determinadas pela ABFO, foram comparadas as fotos com a técnica de condução transparente e as fotos dos materiais mordidos pelos indivíduos. As comparações foram classificadas dentro dos padrões e os resultados foram alcançados. Além da análise das marcas de mordida, foi aplicado o teste t (que é um teste estatístico e revela se há diferença significativa entre as áreas das marcas de mordida dos sexos).

Quando considerados os resultados da comparação entre as substâncias mordidas pelos indivíduos e as sobreposições transparentes obtidas a partir dos modelos de dentes de gesso dos indivíduos, verificou-se que as marcas formadas no isopor, no queijo cheddar e no antebraço apresentam maior correspondência positiva com as marcas formadas na maçã, no pepino e no material de acetato. Acreditamos que este estudo experimental contribuirá para a ciência forense na investigação das marcas de dentadas e servirá de apoio a estudos futuros.

2.1.1. Dados piloto

O objetivo do estudo experimental é determinar se a estimativa do suspeito ou a identificação do suspeito pode ser feita a partir das marcas de mordedura, com a ajuda de estudos sobre a identificação das identidades dos suspeitos a partir das marcas de mordedura e a eliminação dos não suspeitos, como resultado de um estudo experimental com a participação de indivíduos voluntários.

Com base no voluntariado, participaram na investigação 20 indivíduos (10 homens e 10 mulheres) com idades compreendidas entre os 18 e os 45 anos, selecionados através do método de amostragem aleatória e com igual distribuição por sexo. A maioria dos indivíduos que participaram na investigação são estudantes da Universidade de Ancara e todos os voluntários são indivíduos saudáveis que prosseguiram ou concluíram o ensino superior.

Foi aplicado um questionário com informações sobre as estruturas demográficas e dentárias a 20 voluntários (10 do sexo feminino e 10 do sexo masculino), com idades compreendidas entre os 18 e os 45 anos, selecionados por amostragem aleatória. O sexo, a idade, a data e o local, a frequência de escovagem dos dentes, as perdas dentárias, as intervenções como obturações, implantes, coroas e a presença de dentes decíduos dos voluntários foram determinados através deste questionário. Foram recolhidas informações sobre as estruturas demográficas e dentárias dos indivíduos, foram tiradas fotografias intra-orais e foram feitos modelos de dentes em gesso. Foram atribuídos números sequenciais de 1 a 10 aos indivíduos, em ambos os sexos.

Os indivíduos morderam maçãs, queijo cheddar, pepino, esferovite, acetato e os seus próprios braços (bíceps) aplicando uma força moderada. Após a mordedura, foram tiradas fotografias dos tecidos e dos materiais, com e sem escala, com urgência, utilizando a câmara digital Nikon D5000, tripot e a escala 2 da American Forensic Dentistry Board (ABFO), tendo em conta a deterioração e a contração dos materiais.

Foi utilizada uma fonte de luz artificial durante as sessões fotográficas. Por outro lado, os modelos dentários foram obtidos com materiais à base de silicone. Os processos de fotografia e obtenção dos modelos dentários de gesso foram efectuados no Laboratório de Paleoantropologia Enver Yasar Bostanci - Refakat Ciner da Universidade de Ancara, Faculdade de Línguas, História e Geografia.

Por outro lado, os modelos dentários em gesso dos indivíduos foram digitalizados com um scanner e transferidos para o programa Adobe Photoshop CS4 Extended, tendo sido marcados os bordos de mordida. A marcação dos bordos de mordida foi feita com a ferramenta varinha mágica, que seleciona automaticamente o mesmo valor de pixel. Os campos selecionados são realçados selecionando a opção de traço no menu de edição e a largura da janela resultante é definida para o valor de pixel "3". Isto é feito selecionando Guardar como no menu Ficheiro. As definições de contraste e brilho das fotografias em que os indivíduos morderam os braços também são efectuadas.

As sobreposições transparentes obtidas a partir do programa informático e as marcas nos materiais e tecidos foram sobrepostas, sobrepostas e comparadas. As comparações foram feitas nas classes "certo, provável, possível, insuficiente e excluído", para determinação da identidade do mordedor e eliminação entre os suspeitos. A comparação entre as marcas criadas pelos voluntários experimentalmente nos materiais e a sobreposição transparente foi feita considerando as caraterísticas individuais dos dentes. Foi avaliada como "certa" no caso de quatro dentes iguais ou mais, e "provável" no caso de 3 dentes iguais, nos casos em que há menos de 3 dentes iguais "possível", e se as marcas são insuficientes e as fotografias têm resolução insuficiente "insuficiente", e se os tamanhos e curvas dos dentes são desproporcionais ou não correspondem foi avaliada como "excluída" (Gorea e Jasuja, 2010).

Depois de terminada a comparação, a área da superfície de mordida, o perímetro, a circularidade, a altura e a largura nos maxilares inferior e superior dos indivíduos, no modelo de gesso e dente, são calculados pelo programa Adobe Photoshop CS4 Extended.

O teste t foi aplicado com a ajuda do programa SPSS para avaliar a diferença de sexo entre os indivíduos do sexo masculino e feminino em termos de área, circunferência, circularidade, altura e largura das superfícies de mordida nos modelos dentários individuais de gesso.

As fotografias das marcas intra-orais da mulher 01 participante do estudo, seu modelo de dente de gesso, sua aparência de dente transparente e as marcas que ela formou no material são apresentadas na Figura 6-7-8-9-10.

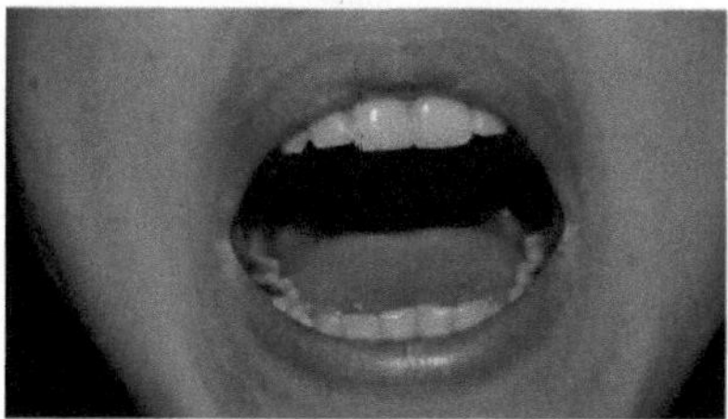

Figura 6: Fotografia intra-oral do indivíduo do sexo feminino #01

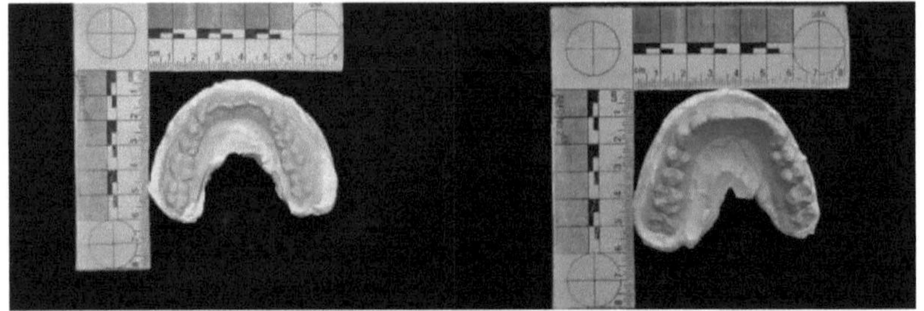

Figura 7: Modelo dentário em gesso do indivíduo do sexo feminino n.º 01 (maxilar inferior esquerdo, maxilar superior direito)

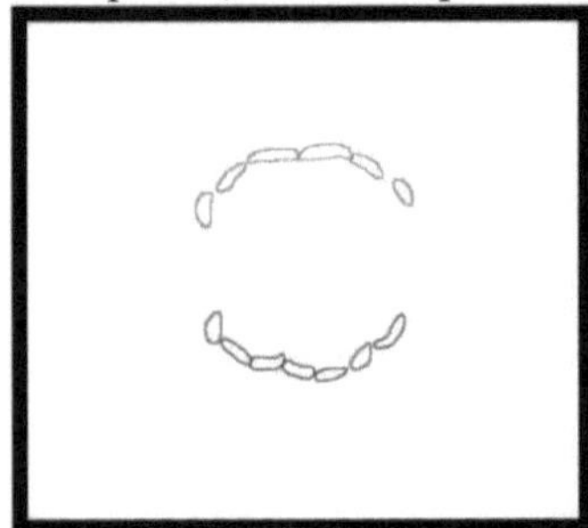

Figura 8: Sobreposição transparente do indivíduo do sexo feminino # 01

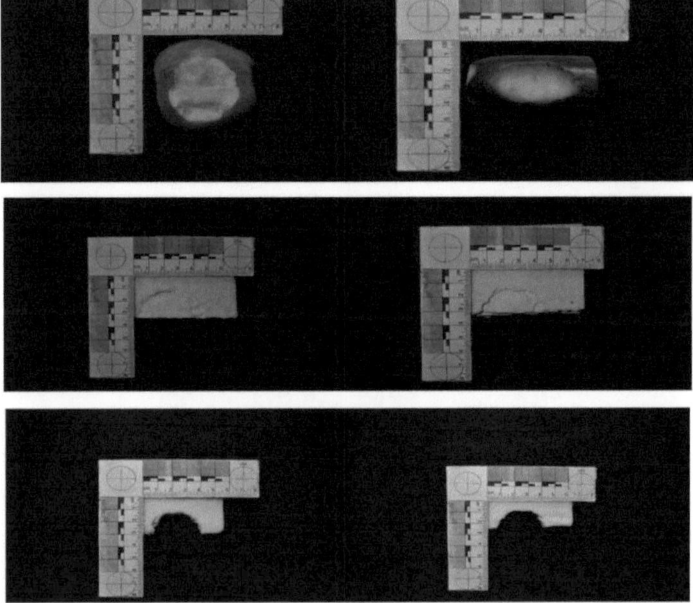

Figura 9: As substâncias que o indivíduo do sexo feminino # 01 mordeu

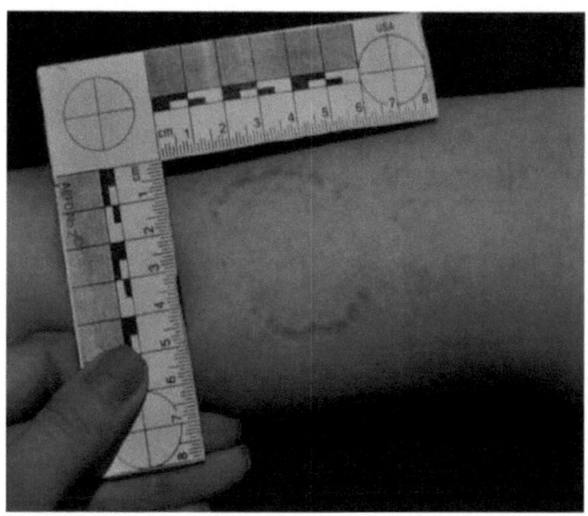

Figura 10: O braço da própria fêmea que o indivíduo # 01 mordeu (bíceps)

2.2 Estatísticas resumidas

Resultados demográficos

Quando se avaliam os locais de nascimento dos voluntários do sexo feminino e masculino que participaram no estudo, a região onde os locais de nascimento são mais intensos é a região da Anatólia Central, que abrange 40% dos indivíduos. Os restantes indivíduos são oriundos das regiões de Mármara, do Mediterrâneo e do Sudeste da Anatólia e um dos indivíduos tem nacionalidade estrangeira (Irão). Dezassete dos 20 indivíduos voluntários que participaram no nosso estudo experimental são estudantes na universidade. Um dos outros três não trabalha, enquanto os outros dois são dentistas e assistentes especializados.

Frequência de escovagem dos dentes

Todos os indivíduos envolvidos no estudo são conscientes em relação à saúde dentária, com um nível de escolaridade mais elevado. Por esse motivo, como esperado, a frequência de dentes

A escovagem da amostra foi determinada como sendo 2 vezes por dia e mais com uma taxa de 60%.

Perda de dentes e dentes restaurados por sexo da amostra

A distribuição das perdas dentárias de acordo com o género dos indivíduos é apresentada na Tabela 1-2 e a distribuição dos dentes restaurados é apresentada na Tabela 3-4. Os dentes M3 enterrados dos voluntários que participaram do estudo também foram considerados como dentes perdidos. Verificou-se que a perda dentária foi encontrada em 19 dos 20 indivíduos, com 67 dentes perdidos e 11,69% em termos de dentes totais. Quando um total de 281 dentes foi avaliado, a perda dentária foi determinada no sexo masculino com 39 dentes perdidos, 13,87% dos homens. O mesmo se verificou no sexo feminino, com 28 perdas dentárias num total de 292 dentes. No género feminino, esta taxa foi de 9,58%. Quando se avaliou o número de dentes restaurados, 70% das mulheres necessitaram de vários tratamentos dentários (implante, obturação, coroa), enquanto 60% dos homens permitiram estas intervenções dentárias. Quando a amostra foi avaliada em geral, foram detectados 9,59% de dentes restaurados em todos os indivíduos, exceto nas perdas dentárias. Quando o número total de 281 dentes foi examinado em indivíduos do sexo masculino, o rácio de 33 dentes restaurados foi de 11,74%, enquanto o rácio de 22 dentes restaurados no total de 292 dentes em indivíduos do sexo feminino foi de 7,53%.

Tabela 1: Distribuição das perdas dentárias nos maxilares inferior e superior dos indivíduos do sexo masculino que participaram do estudo

Maxilar superior																Total de dentes
Esquerda								Certo								Perdas
Individual Não	M3	M2	M1	P2	P1	C	I2	I1	M3	M2	M1	P2	P1	C	I2	I1	
01	0	0	1	0	0	0	0	0	0	0	0	1	0	0	0	0	2
02	0	0	0	0	0	0	0	0	0	0	0	0	1	0	0	0	1
03	0	0	1	0	0	0	0	0	0	0	1	0	0	0	0	0	2
04	1	0	0	0	0	0	0	0	1	0	1	1	0	0	0	0	4
05	1	0	0	0	0	0	0	0	1	0	1	0	0	0	0	0	3
06	1	0	1	0	0	0	0	0	1	0	0	0	0	0	0	0	3
07	1	0	0	0	0	0	0	0	1	0	0	0	0	0	0	0	2
08	1	0	0	0	0	0	0	0	0	0	0	0	0	0	0	0	1
09	1	0	0	0	0	0	0	0	1	0	0	0	0	1	0	0	3
10	1	0	0	0	0	0	0	0	1	0	0	0	0	0	0	0	2
Maxilar inferior																
Individual Não	M3	M2	M1	P2	P1	C	I2	I1	M3	M2	M1	P2	P1	C	I2	I1	
01	0	0	1	0	0	0	0	0	1	0	0	0	0	0	0	0	2

Individual Não	M3	M2	M1	P2	P1	C	I2	I1	M3	M2	M1	P2	P1	C	I2	I1	Total
02	0	0	0	0	0	1	0	0	0	0	0	0	0	0	0	0	1
03	0	0	1	0	0	0	0	0	0	0	0	0	0	0	0	0	1
04	1	0	0	0	0	0	0	0	1	0	0	1	0	0	0	0	3
05	1	0	1	0	0	0	0	0	0	0	0	0	0	0	0	0	2
06	1	0	0	0	0	0	0	0	1	0	0	0	0	0	0	0	2
07	1	0	0	0	0	0	0	0	0	0	0	0	0	0	0	0	1
08	1	0	1	0	0	0	0	0	0	0	0	0	0	0	0	0	2
09	0	0	0	0	0	0	0	0	1	0	0	0	0	0	0	0	1
10	0	0	1	0	0	0	0	0	0	0	0	0	0	0	0	0	1

Tabela 2: Distribuição das Perdas Dentárias nos Maxilares Inferior e Superior dos Indivíduos do Sexo Feminino que Participaram do Estudo

Maxilar superior																Total de dentes
Esquerda								Certo								Perdas
Individual Não	M3	M2	M1	P2	P1	C	I2	I1	M3	M2	M1	P2	P1	C	I2	I1	
01	0	0	0	0	0	0	0	0	1	0	0	0	0	0	0	0	1
02	1	0	0	0	0	0	0	0	1	0	0	0	0	0	0	0	2
03	0	0	0	0	0	0	0	0	1	0	0	0	0	0	0	0	1
04	1	0	0	0	0	0	0	0	1	0	0	0	0	0	0	0	2
05	0	0	1	0	0	0	0	0	1	0	0	0	0	0	0	0	2
06	1	0	0	0	0	0	0	0	1	0	0	0	0	0	0	0	2
07	0	0	0	0	0	0	0	0	1	0	0	0	0	0	0	0	1
08	1	0	0	0	0	0	0	0	1	0	0	0	0	0	0	0	2
09	0	0	0	0	0	0	0	0	0	0	0	0	0	0	0	0	0
10	0	0	1	0	0	0	0	0	0	0	0	0	0	0	0	0	1
Maxilar inferior																
Individual Não	M3	M2	M1	P2	P1	C	I2	I1	M3	M2	M1	P2	P1	C	I2	I1	
01	1	0	0	0	0	0	0	0	1	0	0	0	0	0	0	0	2
02	1	0	0	0	0	0	0	0	1	0	0	0	0	0	0	0	2
03	1	0	0	0	0	0	0	0	1	0	0	0	0	0	0	0	2
04	0	0	0	0	0	0	0	0	1	0	0	0	0	0	0	0	1

05	0	0	0	0	0	0	0	0	0	0	0	0	0	0	0	0	0
06	1	0	0	0	0	0	0	0	1	0	0	0	0	0	0	0	2
07	1	0	0	0	0	0	0	0	0	0	0	0	0	0	0	0	1
08	1	0	0	0	0	0	0	0	1	0	0	0	0	0	0	0	2
09	0	0	0	0	0	0	0	0	0	0	0	0	0	0	0	0	0
10	0	0	1	0	0	0	0	0	0	0	1	0	0	0	0	0	2

Tabela 3: Distribuição dos dentes restaurados nos maxilares inferior e superior dos indivíduos do sexo masculino que participaram do estudo

| Maxilar superior | | | | | | | | | | | | | | | | Total Restaurado Dentes |
| Esquerda | | | | | | | | Certo | | | | | | | | |
Individual Não	M3	M2	M1	P2	P1	C	I2	I1	M3	M2	M1	P2	P1	C	I2	I1	
01	0	0	0	1	1	0	0	0	0	0	0	0	1	0	0	0	3
02	0	0	0	0	0	0	0	0	0	0	0	0	0	0	0	0	0
03	0	0	0	0	0	0	0	0	0	0	0	0	0	0	0	0	0
04	0	0	1	1	0	0	0	0	0	1	1	0	0	0	0	0	4
05	0	0	0	0	0	0	0	0	0	0	0	0	0	0	0	0	0
06	0	0	0	0	0	0	0	0	0	0	0	0	0	0	0	0	0
07	0	0	0	0	0	0	0	0	0	0	0	0	0	0	0	0	0
08	0	0	0	0	0	0	0	0	0	0	0	0	0	0	0	0	0
09	0	0	0	1	1	0	0	0	0	0	0	0	0	0	0	0	2
10	0	0	0	0	0	0	0	0	0	0	0	0	0	0	0	0	0
Maxilar inferior																
Individual Não	M3	M2	M1	P2	P1	C	I2	I1	M3	M2	M1	P2	P1	C	I2	I1	
01	0	0	0	0	0	0	0	0	0	0	0	0	0	0	0	0	0
02	0	0	0	0	0	0	0	0	0	0	0	0	0	0	0	0	0
03	0	1	0	0	0	0	0	0	0	1	0	0	0	0	0	0	2
04	0	1	1	1	0	0	0	0	0	1	1	0	0	0	0	0	5
05	0	0	0	0	0	0	0	0	0	0	0	0	0	0	0	0	0
06	0	0	0	0	0	0	0	0	0	0	0	0	0	0	0	0	0

07	0	1	1	1	1	0	0	0	0	0	1	0	0	0	0	0	5
08	0	0	0	0	0	0	0	0	0	0	0	0	0	0	0	0	0
09	0	0	1	1	1	1	0	0	0	1	1	1	1	1	0	0	9
10	0	1	1	0	0	0	0	0	0	0	1	0	0	0	0	0	3

Tabela 4: Distribuição dos dentes restaurados nos maxilares inferior e superior dos indivíduos do sexo feminino que participaram do estudo

| Maxilar superior | | | | | | | | | | | | | | | | Total restaurado Dentes |
| Esquerda | | | | | | | | Certo | | | | | | | | |
Individual Não	M3	M2	M1	P2	P1	C	I2	I1	M3	M2	M1	P2	P1	C	I2	I1	
01	0	0	0	0	0	0	0	0	0	0	0	0	0	0	0	0	0
02	0	0	0	0	0	0	0	0	0	0	0	0	0	0	0	0	0
03	0	0	0	0	0	0	0	0	0	0	0	0	0	0	0	0	0
04	0	0	0	1	0	0	0	0	0	0	0	0	0	0	0	0	1
05	0	0	0	0	0	0	0	0	0	0	0	0	0	0	0	0	0
06	0	1	0	0	0	0	0	0	0	1	1	0	0	0	0	0	3
07	0	0	1	0	0	0	0	0	0	0	0	0	0	0	0	0	1
08	0	0	0	0	0	0	0	0	0	1	0	0	0	0	0	0	1
09	0	0	0	0	0	0	0	0	0	0	0	0	0	0	1	1	2
10	0	0	1	0	0	0	0	0	0	1	1	0	0	0	0	0	3

| Maxilar inferior | | | | | | | | | | | | | | | | |
Individual Não	M3	M2	M1	P2	P1	C	I2	I1	M3	M2	M1	P2	P1	C	I2	I1	
01	0	0	1	0	0	0	0	0	0	1	1	0	0	0	0	0	3
02	0	0	0	0	0	0	0	0	0	0	0	0	0	0	0	0	0
03	0	0	0	0	0	0	0	0	0	0	0	0	0	0	0	0	0
04	0	0	0	0	0	0	0	0	0	0	0	0	0	0	0	0	0
05	0	0	0	0	0	0	0	0	0	0	0	0	0	0	0	0	0
06	0	1	1	0	0	0	0	0	0	0	1	0	0	0	0	0	3
07	0	0	0	0	0	0	0	0	0	0	1	0	0	0	0	0	1
08	0	0	0	0	0	0	0	0	0	1	0	0	0	0	0	0	1
09	0	0	0	0	0	0	0	0	0	0	0	0	0	0	0	0	0
10	0	0	1	0	0	0	0	0	0	1	1	0	0	0	0	0	3

Nesta investigação, onde se procurou selecionar os materiais frequentemente utilizados na literatura, as maçãs e os pepinos perderam a sua imagem um período de tempo após a mordedura. Verificou-se que ocorreram rupturas irregulares nestes materiais, independentemente das marcas de mordida, durante o movimento de mordida do indivíduo. A maçã não reflecte geralmente as marcas dos maxilares inferiores dos voluntários. Quando se comparam as marcas transparentes dos dentes dos maxilares inferior e superior do indivíduo do sexo feminino nº 01 com as marcas formadas na maçã, como mostra a Figura 11, verifica-se que as marcas dos dentes do maxilar superior coincidem parcialmente e as marcas do maxilar inferior não puderam ser selecionadas, pelo que foi avaliada na classe insuficiente. Os dentes superiores eram claramente visíveis na substância do pepino, enquanto as marcas do maxilar inferior não eram claramente visíveis. Tal como a maçã, esta substância também era mais compatível com os dentes do maxilar superior do que com os do maxilar inferior (Figura 12).

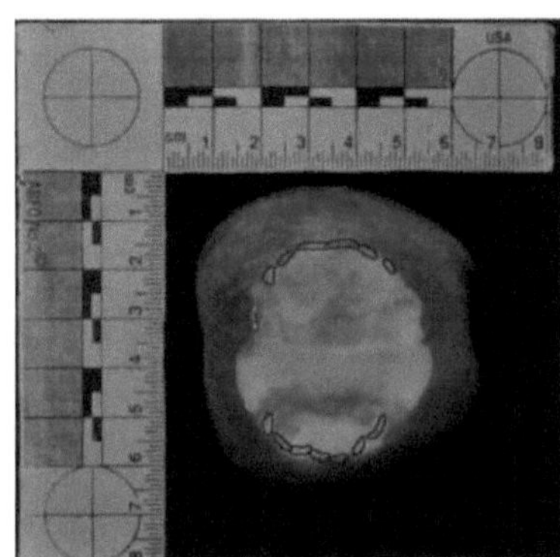

Figura 11: Comparação da sobreposição transparente do indivíduo fêmea #01 com as marcas na maçã que ela mordeu

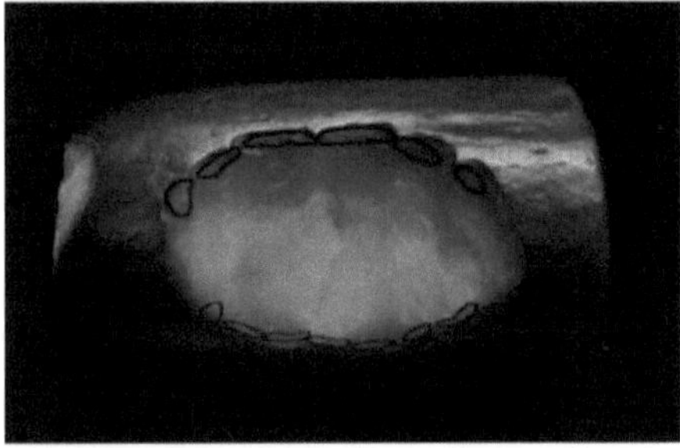

Figura 12: Sobreposição da sobreposição transparente do número feminino com o

pepino que ela mordeu

O queijo cheddar é uma substância que reflecte claramente as marcas dos dentes dos indivíduos. Entre os materiais utilizados, a maior correspondência foi observada no queijo cheddar. A comparação entre as marcas formadas no queijo cheddar e a sobreposição transparente do indivíduo #01 é mostrada na Figura 13.

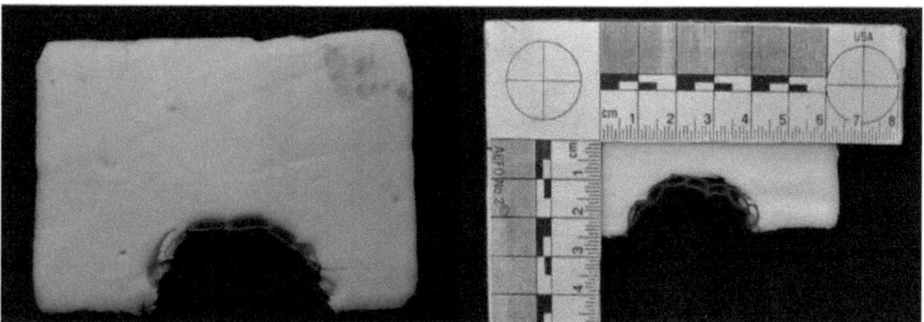

Figura 13: Sobreposição da sobreposição transparente do indivíduo fêmea #01 com as marcas no queijo cheddar que ela mordeu (maxilar superior esquerdo, maxilar inferior direito)

Um dos materiais que protege as marcas experimentais numa imagem próxima da verdadeira é a esferovite. As marcas no isopor, que tem uma estrutura dura e não perecível, são claramente observadas no maxilar superior e inferior. Foi determinada uma correspondência positiva nos maxilares superior e inferior quando se comparou o aspeto transparente do dente marcado no modelo de dente de gesso do indivíduo 01 mostrado na Figura 14 com as marcas no isopor.

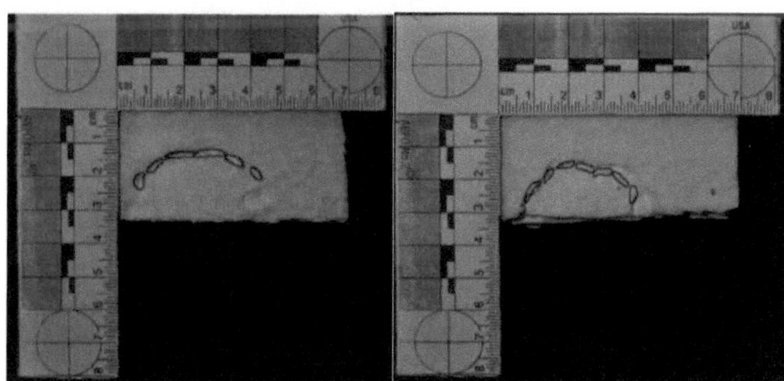

Figura 14: Comparação da sobreposição transparente do indivíduo fêmea #01 com as marcas no isopor que ela mordeu (maxilar superior esquerdo, maxilar inferior direito)

O material de acetato que os indivíduos morderam reflectiu a luz durante as sessões fotográficas e, devido à sua estrutura rígida, os indivíduos tiveram dificuldade em morder o material. Comparação das marcas de dentes no acetato e sobreposição de transparência do indivíduo fêmea nº 01, apresentada na Figura 15.

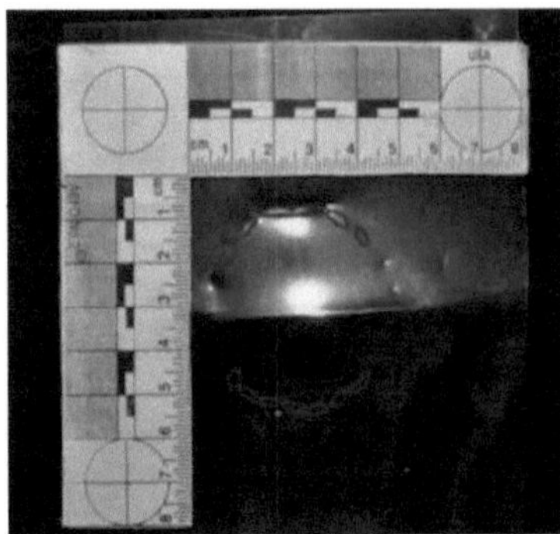

Figura 15: Sobreposição da sobreposição transparente no acetato que o indivíduo fêmea #01 mordeu

A Figura 16 mostra a comparação da sobreposição transparente com as marcas no braço do indivíduo do sexo feminino n.º 01. As marcas no tecido são claramente observadas, especialmente no maxilar inferior.

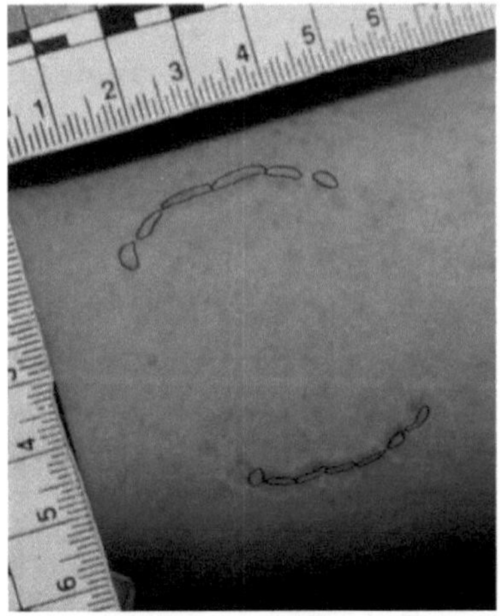

Figura 16: Comparação da sobreposição transparente do indivíduo fêmea #01 com as marcas no seu próprio braço (bíceps) que ela mordeu

Foi determinado que 55% dos casos estavam na classe "insuficiente" depois de comparar as marcas dos maxilares inferiores do indivíduo e as marcas nas maçãs. A correspondência no maxilar inferior numa determinada classe é de 5%. 35% da correspondência no maxilar superior está na classe "certa", 35% está na classe "provável" e 5% está na classe "insuficiente". No nosso estudo, 75% das sobreposições transparentes do maxilar superior dos voluntários são compatíveis com as marcas deixadas no pepino. Quando as taxas de correspondência do maxilar inferior foram avaliadas, determinou-se que 35% dos casos estavam na classe insuficiente devido à marca insuficiente. A correspondência positiva na classe certa é de 25%. O queijo Cheddar é uma substância com elevada correspondência positiva no nosso estudo. Devido à sua estrutura que mantém as marcas, a correspondência no maxilar superior foi de 85%, quando a cobertura transparente foi comparada com as marcas deixadas no queijo. 15% dos casos estão na classe dos prováveis. Após a comparação das marcas do maxilar inferior, verificou-se que 50% dos casos estavam no grupo dos "certos". A correspondência positiva entre as marcas de dentes transparentes que aparecem nos maxilares superior e inferior dos indivíduos e as marcas deixadas na substância de esferovite está na classe "certa" com uma taxa de 75%. Como resultado da comparação, a correspondência entre a sobreposição transparente dos indivíduos e as marcas formadas no acetato é de 65% nos dentes do maxilar superior e de 40% no maxilar inferior. As marcas formadas no braço e as sobreposições transparentes têm uma correspondência certa com um rácio de 65% no maxilar superior. Como resultado da sobreposição da sobreposição transparente dos dentes dos indivíduos com as marcas do maxilar inferior, foi determinado que 70% dos casos estavam na classe "certa". Os resultados da comparação das sobreposições transparentes obtidas a partir de modelos de dentes de gesso de indivíduos com materiais e tecidos mordidos são apresentados na Tabela 5.

Tabela 5: Comparação das marcas das substâncias com as marcas dos dentes transparentes (N.º de casos)

APPLE		ESTIROFOAM	
Maxilar inferior	Maxilar superior	Maxilar inferior	Maxilar superior

Resultados e situações		Resultados e situações		Resultados e situações		Resultados e situações	
Certos	1	Certos	7	Certos	15	Certos	15
Provável	2	Provável	7	Provável	1	Provável	1
Possível	6	Possível	5	Possível	1	Possível	3
Insuficiente	11	Insuficiente	1	Insuficiente	3	Insuficiente	1
Excluído	0	Excluído	0	Excluído	0	Excluído	0

CUCUMBER				**ACETATO**			
Maxilar inferior		Maxilar superior		Maxilar inferior		Maxilar superior	
Resultados e situações		Resultados e situações		Resultados e situações		Resultados e situações	
Certos	5	Certos	15	Certos	8	Certos	13
Provável	3	Provável	5	Provável	5	Provável	6
Possível	5	Possível	0	Possível	3	Possível	1

Insuficiente	7	Insuficiente	0	Insuficiente	3	Insuficiente	0
Excluído	0	Excluído	0	Excluído	1	Excluído	0
QUEIJO CHEDDAR				**BRAÇO (BÍCEPS)**			
Maxilar inferior		Maxilar superior		Maxilar inferior		Maxilar superior	
Resultados e situações		Resultados e situações		Resultados e situações		Resultados e situações	
Certos	10	Certos	17	Certos	14	Certos	13
Provável	6	Provável	3	Provável	5	Provável	4
Possível	2	Possível	0	Possível	1	Possível	1
Insuficiente	2	Insuficiente	0	Insuficiente	0	Insuficiente	2
Excluído	0	Excluído	0	Excluído	0	Excluído	0

Os modelos de estudo e as marcas de dentadas das pessoas foram sobrepostos para determinar se existe uma correspondência entre a sobreposição transparente dos indivíduos no mesmo e O mesmo indivíduo de sexo diferente com as marcas que formou nos seus braços. A comparação das sobreposições transparentes obtidas a partir dos modelos de estudo e das marcas criadas pelos indivíduos do mesmo sexo e de sexo diferente é mostrada na Figura 17-18-19-20- 21-22-23-24. Como resultado das comparações, não foi observada qualquer correspondência entre as sobreposições transparentes obtidas a partir dos modelos de estudo dos indivíduos do mesmo sexo e de sexo diferente e os braços que morderam.

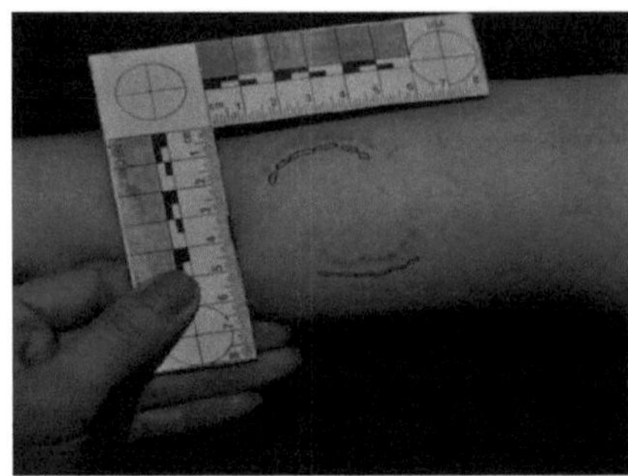

Figura 17: Comparação da imagem de sobreposição transparente retirada do modelo de estudo em gesso do indivíduo do sexo feminino n.º 06 com as marcas de mordedura no braço do indivíduo do sexo feminino n.º 01

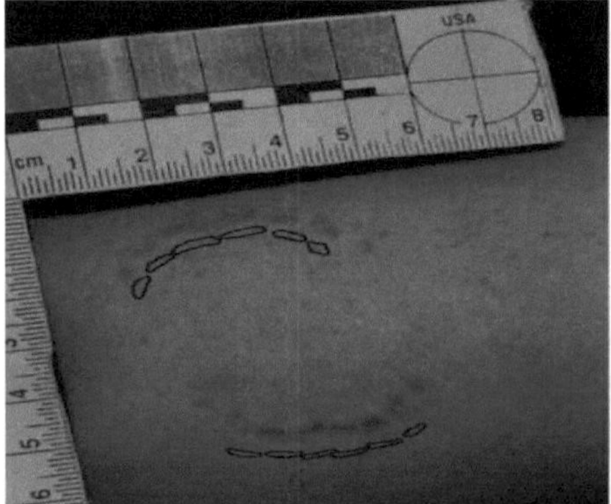

Figura 18: Comparação da imagem de sobreposição transparente retirada do modelo de estudo em gesso do indivíduo #06 do felame com as marcas de mordedura no braço do indivíduo #01 do sexo feminino

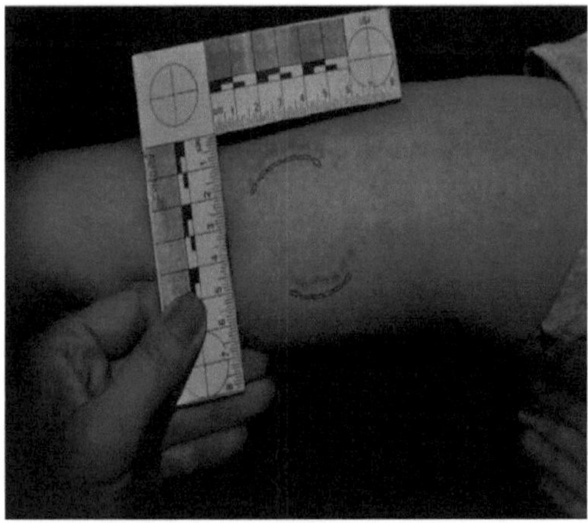

Figura 19: Comparação da imagem de sobreposição transparente retirada do modelo de estudo em gesso do indivíduo do sexo feminino n.º 02 com as marcas de mordedura no braço do indivíduo do sexo feminino n.º 01

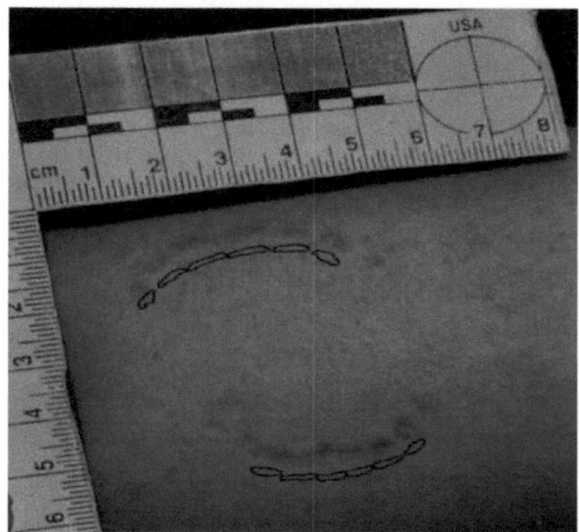

Figura 20: Comparação da imagem de sobreposição transparente retirada do modelo de estudo em gesso do indivíduo do sexo feminino n.º 02 com as marcas de mordedura no braço do indivíduo do sexo feminino n.º 01

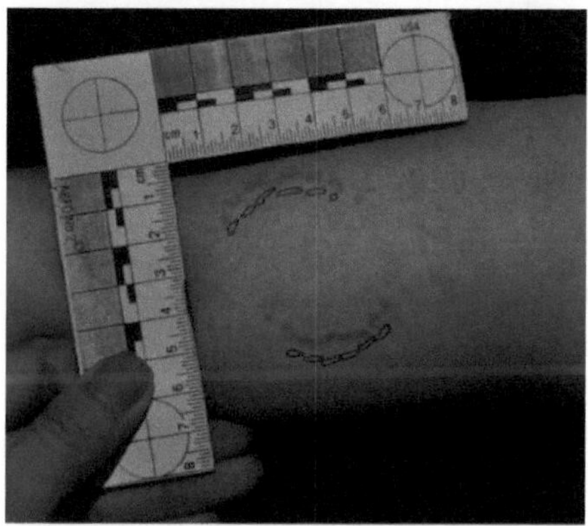

Figura 21: Comparação da imagem de sobreposição transparente retirada do modelo de estudo em gesso do indivíduo masculino n.º 10 com as marcas de mordedura no braço do indivíduo feminino n.º 01

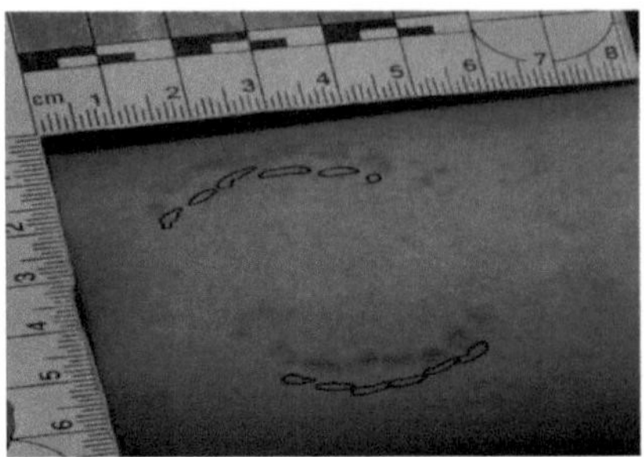

Figura 22: Comparação da imagem de sobreposição transparente retirada do modelo de estudo em gesso do indivíduo masculino n.º 10 com as marcas de mordedura no braço do indivíduo feminino n.º 01

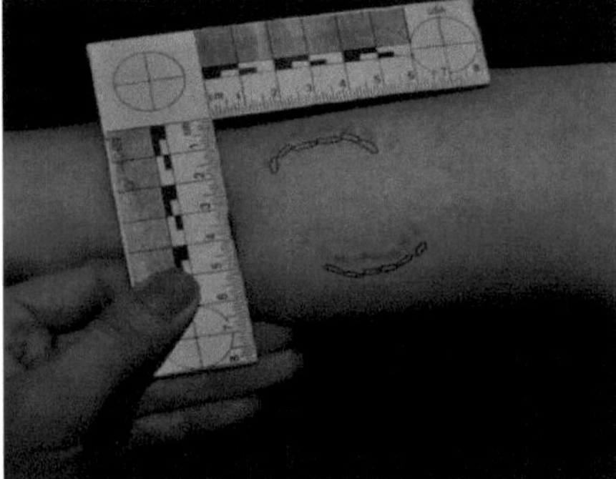

Figura 23: Comparação da imagem de sobreposição transparente retirada do modelo de estudo em gesso do indivíduo do sexo masculino n.º 06 com as marcas de mordedura no braço do indivíduo do sexo feminino n.º 01

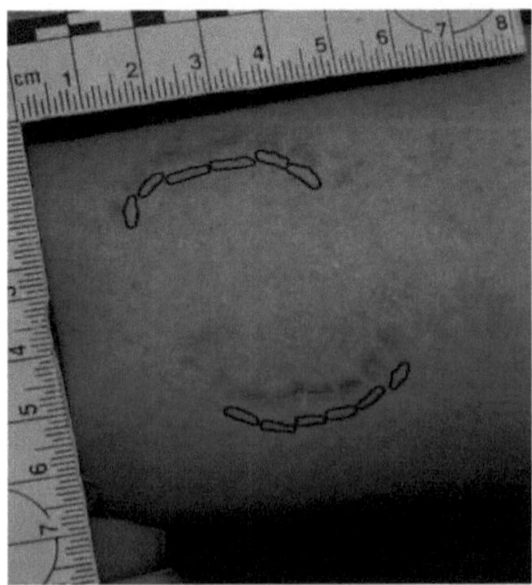

Figura 24: Comparação da imagem de sobreposição transparente tirada do modelo de

estudo em gesso do indivíduo masculino n.º 06 com as marcas de mordedura no braço do indivíduo feminino n.º 01

Para tornar a comparação mais fiável, o cálculo da área baseada em pixels das superfícies de mordida obtidas a partir de modelos de dentes de gesso dos voluntários foi efectuado utilizando o programa Adobe Photoshop CS4 Extended. Os cálculos das áreas de seleção das superfícies de mordida são apresentados na Tabela 6-7-8-9.

Tabela 6 Área, circunferência, circularidade, altura e largura das superfícies de mordida em modelos de estudo em gesso de indivíduos do sexo feminino

Feminino								
	Área das superfícies de mordida em modelos de estudo em gesso							
	Maxilar superior							
	Medição	Medição Fator	Número	Área	Circunferência	Circularidade	Altura	Largura
01.	1 píxel = 1.000 píxeis	1,000000	6	3161,000000	682,851334	0,085189	99,000000	274,000000
02.	1 píxel = 1.000 píxeis	1,000000	6	2705,000000	742,650324	0,061632	100,000000	292,000000
03.	1 píxel = 1.000 píxeis	1,000000	6	3638,000000	795,745779	0,072198	101,000000	306,000000
04.	1 píxel = 1.000 píxeis	1,000000	6	2900,000000	771,913780	0,061160	118,000000	290,000000
05.	1 píxel = 1.000 píxeis	1,000000	6	2807,000000	711,972655	0,069587	106,000000	254,000000
06.	1 píxel = 1.000 píxeis	1,000000	6	2501,000000	664,709199	0,071131	96,000000	257,000000
07.	1 píxel = 1.000 píxeis	1,000000	6	3308,000000	213,218867	0,062858	110,000000	301,000000
08.	1 píxel = 1.000 píxeis	1,000000	6	2576,000000	759,035101	0,056187	95,000000	304,000000

		Número	Área	Circunferência	Circularidade	Altura	Largura
09.	1 píxel = 1.000 píxeis	1,000000	6	2620,000000	650,667568	0,077767	80,000000	283,000000
10.	1 píxel = 1.000 píxeis	1,000000	6	2233,000000	671,277741	0,062272	103,000000	260,000000
Média	-	-	-	2844.9000000	666,4042348	0.0679509	100.8,000000	282.1,000000

Tabela 7: Área, circunferência, circularidade, altura e largura das superfícies de mordida em modelos de estudo em gesso de indivíduos do sexo feminino

	Área das superfícies de mordida em modelos de estudo em gesso							
	Maxilar inferior							
Feminino	Medição	Medição Fator	Número	Área	Circunferência	Circularidade	Altura	Largura
01.	1 píxel= 1.000 píxeis	1,000000	6	2083,000000	539,019336	0,090093	79,000000	206,000000
02.	1 píxel= 1.000 píxeis	1,000000	6	2333,000000	595,052345	0,082797	70,000000	238,000000
03.	1 píxel= 1.000 píxeis	1,000000	6	2825,000000	639,905158	0,086696	94,000000	296,000000
04.	1 píxel= 1.000 píxeis	1,000000	6	2286,000000	593,194480	0,081638	70,000000	232,000000
05.	1 píxel= 1.000 píxeis	1,000000	6	1498,000000	515,395490	0,070866	76,000000	188,000000
06.	1 píxel= 1.000 píxeis	1,000000	6	1573,000000	551,312229	0,065034	54,000000	234,000000
07.	1 píxel= 1.000 píxeis	1,000000	6	1803,000000	557,111219	0,073000	69,000000	211,000000
08.	1 píxel= 1.000 píxeis	1,000000	6	1959,000000	583,495995	0,072305	80,000000	224,000000
09.	1 píxel= 1.000 píxeis	1,000000	6	1874,000000	572,918831	0,071745	70,000000	229,000000

10.	1 píxel= 1.000 píxeis	1,000000	6	1881,000000	589,830519	0,067943	89,000000	219,000000
Média	-	-	-	2011.5,000000	515,3739607	0,0689117	75.1,000000	227.7,000000

Tabela 8: Área, circunferência, circularidade, altura e largura das superfícies de mordida em gesso
Modelos de estudo de indivíduos do sexo masculino

				Área das superfícies de mordida em modelos de estudo em gesso				
				Maxilar superior				
Masculino	Medição	Medição Fator	Número	Área	Circunferência	Circularidade	Altura	Largura
01.	1 píxel= 1.000 píxeis	1,000000	6	3604,000000	797,620887	0,071187	106,000000	286,000000
02.	1 píxel= 1.000 píxeis	1,000000	6	2795,000000	694,742207	0,072769	114,000000	268,000000
03.	1 píxel= 1.000 píxeis	1,000000	6	3205,000000	695,721392	0,083208	100,000000	275,000000
04.	1 píxel= 1.000 píxeis	1,000000	6	3509,000000	744,449314	0,079565	158,000000	274,000000
05.	1 píxel= 1.000 píxeis	1,000000	6	2772,000000	680,215295	0,072285	118,000000	278,000000
06.	1 píxel= 1.000 píxeis	1,000000	6	3656,000000	766,106168	0,078278	96,000000	284,000000
07.	1 píxel= 1.000 píxeis	1,000000	6	3454,000000	675,721392	0,095060	92,000000	262,000000
08.	1 píxel= 1.000 píxeis	1,000000	6	3386,000000	754,114790	0,074821	86,000000	306,000000

09.	1 píxel= 1.000 píxeis	1,000000	6	2462,000000	663,771645	0,070220	119,000000	282,000000
10.	1 píxel= 1.000 píxeis	1,000000	6	2997,000000	665,135606	0,085129	108,000000	272,000000
Média	-	-	-	3184,000000	713,7598696	0,0710237	109.7,000000	278.7,000000

Tabela 9: Área, circunferência, circularidade, altura e largura das superfícies de mordida em modelos de estudo em gesso de indivíduos do sexo masculino

	Área das superfícies de mordida em modelos de estudo em gesso							
	Maxilar inferior							
Masculino	Medição	Medição Fator	Número	Área	Circunferência	Circularidade	Altura	Largura
01.	1 píxel= 1.000 píxeis	1,000000	6	1955,000000	535,353860	0,085719	83,000000	188,000000
02.	1 píxel= 1.000 píxeis	1,000000	6	2084,000000	573,537626	0,079613	94,000000	226,000000
03.	1 píxel= 1.000 píxeis	1,000000	6	2099,000000	556,274170	0,085240	69,000000	210,000000
04.	1 píxel= 1.000 píxeis	1,000000	6	1789,000000	539,806133	0,077152	60,000000	252,000000
05.	1 píxel= 1.000 píxeis	1,000000	6	2483,000000	591,345238	0,089229	96,000000	222,000000
06.	1 píxel= 1.000 píxeis	1,000000	6	1842,000000	567,889394	0,071775	104,000000	224,000000

07.	1 píxel= 1.000 píxeis	1,000000	6	2203,000000	559,194480	0,088532	71,000000	230,000000
08.	1 píxel= 1.000 píxeis	1,000000	6	2309,000000	588,750829	0,083709	68,000000	233,000000
09.	1 píxel= 1.000 píxeis	1,000000	6	3081,000000	660,340809	0,088788	107,000000	227,000000
10.	1 píxel= 1.000 píxeis	1,000000	6	2067,000000	556,123412	0,083986	75,000000	215,000000
Média	-	-	-	2191,2000000	572,8615951	0,0833743	82.7,000000	215.7,000000

O cálculo da área dos bordos de mordedura transparentes dos voluntários não mostrou uma diferença significativa quando comparado entre os sexos (Tabela 10).

Tabela 10: Cálculo da área estatística das superfícies de mordida dos maxilares superior e inferior dos indivíduos

Maxilar superior					
Sexo	n	Média	Desvio padrão	t	P
Masculino	10	3184,0*	407,7		
Feminino	10	2844,9*	419,4	1,833	0,083
Maxilar inferior					
Sexo	n	Média	Desvio padrão	t	P
Masculino	10	2191,2*	375,0		
Feminino	10	2011,5*	392,1	1,047	0,309

* As áreas dos bordos da mordida são baseadas em pixéis. (1 pixel = 1.000 pixéis); p<0,05

2.3. Discussão

É talvez a arma mais antiga conhecida pelos seres humanos, desde o início da humanidade até aos dias de hoje, os dentes que as pessoas utilizam para se defenderem e para atacarem. Por esta razão, em muitos casos, como agressão sexual, abuso infantil ou violação, as marcas de dentes já podem ser encontradas ou serão encontradas em muitos indivíduos. O objetivo deste estudo experimental é investigar se a pessoa suspeita pode ser estimada ou eliminada a partir das marcas de dentadas no agressor ou na vítima em caso de ataque ou defesa.

A distribuição por sexo dos indivíduos participantes é igual. Os indivíduos são estudantes universitários, todos residentes em Ancara e a maioria dos quais continua a estudar na Faculdade de Línguas, História e Geografia da Universidade de Ancara.

Foi determinado que a frequência de escovagem dos dentes dos indivíduos é de 60%, o que indica que os indivíduos prestam atenção à escovagem dos dentes e à saúde dentária e estão conscientes disso. Este facto pode estar relacionado com a situação de aprendizagem.

Quando as marcas criadas pelos indivíduos nos tecidos e materiais são comparadas com as sobreposições transparentes, a correspondência em diferentes rácios é determinada para cada material, uma vez que os materiais têm estruturas diferentes.

O pepino perdeu o seu aspeto antigo algumas horas depois de ter sido mordido, porque contém demasiada água e deteriora-se rapidamente, o que provocou o seu encolhimento devido à perda de água. O material do pepino não reflecte com precisão as dentições dos voluntários no maxilar inferior enquanto mordem,

porque contém excesso de água. Devido à sua estrutura aquosa e dura, foram observadas roturas irregulares no material durante a mordedura As marcas no maxilar superior são adequadas para análise. Quando a sobreposição transparente foi comparada com as marcas formadas no pepino, observou-se uma correspondência de 75% no maxilar superior, a correspondência positiva no maxilar inferior foi de 25% e 35% dos casos foram avaliados como "insuficientes".

Um dos materiais mordidos é uma maçã que se parte muito mais rapidamente do que o pepino, decompõe-se rapidamente após ser mordida e pode partir-se sem forma devido à sua textura dura. A revelação da água que contém a maçã após a mordedura fez com que as marcas de mordedura se fechassem. Por estas razões, as marcas que se formaram experimentalmente nas maçãs foram avaliadas na classe certa no maxilar superior com 35% de proporção, enquanto as marcas de mordedura encontradas no maxilar inferior foram avaliadas como "insuficientes" com 55% de proporção.

O queijo cheddar que utilizamos no nosso estudo é uma substância macia e isola melhor as marcas. Mas como é um material que se pode decompor rapidamente, foi determinado que as marcas dos dentes dos maxilares inferiores de alguns indivíduos não têm uma imagem suficiente. Em comparação com a marca de mordida do maxilar superior em queijo cheddar, determinou-se que o material é um dos melhores a fornecer o resultado necessário para fazer a eliminação suspeita entre todos os itens mordidos pelo indivíduo. Como resultado da avaliação, no maxilar superior foi observada uma correspondência com um rácio de 85% na classe certa, enquanto a correspondência positiva do maxilar inferior foi de 50%.

Outro material utilizado na pesquisa, o isopor, refletiu as marcas como imagem real. No entanto, devido à sua natureza facilmente quebrável, ocorreram alterações nas imagens das marcas dentárias após a entrada e saída dos dentes na superfície do tecido com o movimento de mordida. Enquanto 75% dos casos nos maxilares superior e inferior estavam na classe certa, os casos insuficientes para análise foram 15% no maxilar inferior.

Uma vez que o material de acetato tem uma superfície dura e brilhante e reflecte a luz nas sessões fotográficas, não dá uma imagem nítida no maxilar inferior. Esta situação dificultou a análise. De acordo com os resultados obtidos no acetato, a correspondência do maxilar superior foi determinada em 65%. Este rácio no maxilar inferior é de 40%. 15% dos casos foram incluídos na classe "insuficiente" porque não foi possível obter detalhes fotográficos suficientes e não foram encontradas marcas suficientes, e 5% dos casos estão na classe dos excluídos.

Aos indivíduos que participaram voluntariamente no nosso estudo foi pedido que aplicassem uma força razoável e mordessem o braço. Alguns indivíduos morderam os braços até aparecerem as marcas dos dentes, mas outros morderam até ficarem parcialmente visíveis. Devido a esta diferença, a análise das marcas de mordedura foi alterada de acordo com a força de mordedura e a capacidade de formar marcas de mordedura. As marcas dos voluntários deixadas na pele, estavam na classe "certa" com 65% de proporção para o maxilar superior, enquanto as marcas do maxilar inferior 70% se encaixavam.

As marcas nas imagens transparentes sobrepostas, no queijo cheddar, no esferovite e nos braços dos próprios indivíduos (bíceps) apresentaram uma correspondência mais positiva do que as marcas nas maçãs, pepinos e acetatos.

A fim de tornar o estudo mais fiável, a sobreposição transparente da dentição de alguns indivíduos de ambos os sexos foi comparada com as marcas de mordedura nos braços formadas experimentalmente; neste caso, não foi observada qualquer correspondência.

No estudo conduzido por Gorea e Jasuja (2010), 14 indivíduos foram mordidos por peras e a análise das marcas foi feita após a coleta de evidências da mordida. A taxa de correspondência no maxilar superior foi de 21,42% e no maxilar inferior foi de 50%. Noutra investigação, foi pedido a 100 indivíduos diferentes, em 4 grupos diferentes, que mordessem pastilha elástica, queijo, fruta, cera de barro e pele. As marcas nas camadas transparentes dos indivíduos e as marcas nos objectos mordidos foram comparadas. A correspondência na pele foi determinada em 60%, 88% para o queijo, 84% para a fruta e 100% para a cera de argila (Gorea et al., 2005). Os dados obtidos na comparação das sobreposições transparentes com os alimentos, como no estudo de Gorea et al. (2005), são compatíveis na substância maçã; no maxilar superior 35% no maxilar inferior 5%, no queijo; no maxilar superior 85% no maxilar inferior 50%, no tecido; no maxilar superior 65% e no maxilar inferior 70%. Quando comparamos o estudo de Gorea et al. (2005) com o nosso estudo experimental, verifica-se que a correspondência no queijo e no tecido é próxima.

Thakar e Kapoor (2013) estudaram as marcas de dentes em fruta, queijo e chocolate no seu estudo. As marcas deixadas nos materiais por 30 pessoas foram comparadas com as suas dentições. A correspondência foi determinada para a fruta em 95% e para o queijo em 81%. Na investigação conduzida por Thakar e Kapoor, os indivíduos não morderam até a fruta se partir, apenas deixaram as marcas dos dentes nos materiais. Foi referido que os voluntários participantes no estudo deveriam morder a maçã, o pepino e o queijo cheddar para que o estudo experimental fosse feito de acordo com os acontecimentos da vida quotidiana. Por esta razão, a correspondência entre as sobreposições transparentes obtidas a partir dos modelos dentários de gesso dos voluntários e as marcas dentárias nos alimentos foi determinada em 35% no maxilar superior e 5% no maxilar inferior para a maçã. A correspondência para o queijo é de 85% no maxilar superior e 50% no maxilar inferior.

Fonseca et al. (2009) realizaram um estudo com a participação de 20 indivíduos utilizando duas técnicas diferentes para a análise de marcas de mordidas formadas na pele do porco. No estudo em que aplicaram a técnica de rastreamento digital e manual, utilizaram o poliéster juntamente com o modelo de dente de gesso e dividiram a análise das marcas de mordida em 5 classes de acordo com o grau de correspondência digital. 1-4 classes (extrema, alta, provável, pobre), a 5ª classe é a correspondência dissimilar. A análise digital dos moldes utilizando o poliéster não mostrou muita diferença em comparação com a análise digital do modelo de dente de gesso. No estudo, foi relatado que a comparação manual do modelo de dente de gesso não deu melhores resultados do que a análise digital, e a correspondência tipo 1 e tipo 2 foi observada em 100% dos 20 casos na comparação manual dos modelos de poliéster (Fonseca et al., 2009).

Bernitz et al. (2006), um dos investigadores que fez experiências com marcas de mordedura, mandou morder cera a 300 indivíduos e analisou-as. A análise com o programa AnalySIS 3.0 Software Imaging System permitiu também efetuar medições métricas, pelo que a rotação dos dentes foi determinada (Bernitz et al., 2006).

Em estudos experimentais de marcas de mordida, Santoro et al., (2011), que realizaram análise de marcas de mordida utilizando métodos como polilinhas 2D, análise 3D, traçado manual, análise métrica excluindo a técnica que utilizamos em nosso estudo; formaram marcas de mordida em pele de porco e em plástico utilizando os modelos de estudo de 20 indivíduos participantes do estudo. Juntamente com as provas recolhidas de acordo com as normas da ABFO, a reestruturação geométrica foi efectuada através da marcação de 7 pontos diferentes em 6 dentes entre os caninos em análise. De seguida, estas figuras foram colocadas em pele de porco e em plástico e a análise foi concluída (Santoro et al., 2011).

Quando se analisam os estudos realizados sobre os casos encontrados, a marca de mordidela numa maçã na zona do assalto foi extraída com a ajuda de polissiloxano leve e pesado, tendo-se verificado uma discrepância entre as estruturas dentárias de 9 dos 10 suspeitos e as marcas nas maçãs quando comparadas com a dentição (Stavrianos et al., 2011a).

Embora seja confirmado por alguns investigadores que a identificação do Embora a suspeita possa ser determinada com a evidência da marca de mordida, alguns investigadores indicam que é impossível fazer esta situação corretamente. Embora se presuma que a dentição humana é específica de uma pessoa, não foi efectuado um estudo populacional de grande dimensão para o confirmar com precisão (Rothwell, 1995). O principal é avaliar as caraterísticas únicas das marcas de dentição humana deixadas na pele humana ou noutros materiais (Pretty, 2006, Pretty e Sweet, 2001).

A par das discussões sobre a identificação a partir de marcas de dentadas humanas, assume-se que a estrutura dentária individual é única e que a experiência do investigador é tão importante como a técnica a utilizar na análise das marcas de dentes. Os erros em casos judiciais devem ser evitados, culpando pessoas inocentes, minimizando-os. Como resultado dos exames, deve ser enfatizada a eliminação de não criminosos, e não a acusação de suspeitos (Martin-de las Heras et al., 2007).

Conclusões

Com base no voluntariado, a amostra selecionada pelo método de amostragem aleatória era constituída por indivíduos entre os 18 e os 45 anos de idade. Com igual distribuição por sexo, foram recolhidos os locais de nascimento de 10 indivíduos do sexo feminino e 10 do sexo masculino, abrangendo 40% da amostra, da região da Anatólia Central, que é a região mais densa. E os locais de nascimento dos outros voluntários foram determinados como Marmara, Mediterrâneo e região sudeste da Anatólia. 85% dos indivíduos que participaram na investigação eram estudantes universitários. Dos 20 voluntários, 17 eram estudantes que continuavam a estudar na universidade, enquanto dois dos outros três estavam empregados e o restante estava desempregado. Todos os indivíduos que participaram no estudo eram estudantes que ainda estavam a estudar ou tinham concluído os seus estudos na universidade.

Os voluntários eram aqueles que tinham um nível de escolaridade mais elevado, estavam conscientes sobre questões de saúde dentária, e detectou-se que a frequência de escovagem dos dentes da amostra era de 60%, o que corresponde a uma escovagem dos dentes duas vezes por dia ou mais. Foi revelado que a percentagem de perda dentária foi de 11,69% na totalidade da amostra, com 67 dentes em falta. No sexo masculino, a percentagem de perda dentária foi de 13,87%, com 39 dentes em falta, e, no sexo feminino, foi de 9,58%, com 28 dentes em falta.

Quando se avaliou a distribuição dos dentes com restauração, detectou-se 9,59% de dentes com restauração em todos os indivíduos, sem perda dentária. Esta proporção foi calculada em 11,74% para o sexo masculino e 7,53% para o sexo feminino.

Quando os bíceps (antebraços) mordidos nas experiências foram comparados com a sobreposição transparente obtida a partir dos modelos de estudo dos indivíduos através da sobreposição das imagens na ferramenta de software Adobe Photoshop CS4 Extended, verificou-se que as marcas dos dentes nos bíceps dos indivíduos e a camada de transparência obtida a partir do modelo de dente feito de gesso estavam adaptadas em 65%.

no maxilar superior e 70% no maxilar inferior. Comparando a sobreposição transparente com as marcas dos dentes no pepino, determinou-se 75% de correspondência no maxilar superior e 25% de correspondência no maxilar inferior.

As marcas dentárias na maçã estavam na classe "certa" com 35% no maxilar superior e com 5% no maxilar inferior. No queijo cheddar, o maxilar superior apresentou 85% de acerto, enquanto que no maxilar inferior foi de 50%. 75% dos casos obtidos para os maxilares superior e inferior em esferovite estavam na classe "certa". No acetato, a correspondência no maxilar superior foi de 65% e no maxilar inferior de 40%.

Quando os resultados da investigação foram tidos em consideração, verificou-se que o queijo cheddar, a esferovite e as marcas formadas na parte superior dos braços (bíceps) dos próprios indivíduos coincidiam mais com as sobreposições transparentes do que a maçã, o pepino e o acetato.

Neste estudo realizado com 20 voluntários, foi obtido o conhecimento que abre caminho para a eliminação entre suspeitos.

Dada a falta de investigação pormenorizada no nosso país sobre as marcas de mordedura deixadas nas substâncias pelos dentes e pelos tecidos que os rodeiam e onde estas marcas de mordedura são utilizadas no processo de identificação, consideramos que a nossa investigação contribuirá para os estudos experimentais que serão efectuados no futuro.

Agradecimentos

Este livro é baseado na tese de mestrado de Cansev Me§e sob a supervisão de Ba§ak Koca Özer. Os resultados do estudo experimental foram apresentados oralmente no 5º Simpósio Nacional de Antropologia Biológica (Ankara, 24-25 de outubro de 2013) e submetidos como poster no 19º Congresso da Associação Europeia de Antropologia (Moscovo, 25-29 de agosto de 2014).

Os autores gostariam de agradecer a Müberra Cengiz e Tugge Güney pelo seu valioso apoio, a todos os voluntários e colaboradores que tornaram este estudo possível.

Referências

Alsin, H., Alsin K., F., Biger, Ü., Whittaker, D. K., (2001), Saniga Ulaşmada Bilimsel incelemenin Rolü (Kimliklendirmede Isirik izi- Bir Olgu Sunumu), Adli Tip Dergisi, 15 (1): 60-65.

Alsin, H., Yasar, Z. F., Hanci, i. H., (2005), Hayvan Isirik izleri, Adli bilimler Dergisi, 4 (3): 53-57.

Afsin, H. Karadayi, B., Cagdir, S.A., Ozaslan, A., (2014), Role Of Bite Mark Characteristics and Localizations In Finding An Assailant. Journal of Forensic Dental Sciences, 6(2):202-206.

Al-Talabani, N., Al-Moussawy, N.D., Baker, F.A., Mohammed, H.A., (2006), Digital Analysis of Experimental Human Bitemarks: Application of Two New Methods, J Forensic Sci., 51(6):1372- 1375.

American Board of Forensic Odontology, (2013), American Board of Forensic Odontology Diplomates Reference Manual, Section III: Policies, Procedures, Guidelines and Standards, January 2013 Edition, 1-187.

Bang, G. (1976), Analysis of Tooth Marks in A Homicide Case Observations By Means of Visual Description, Stereo-Photography, Scanning Electron Microscopy and Stereometric Graphic Plotting, Ata Odontologica Scandinavica, 34:1, 1-11, DOI: 10.3109/000163357609026553

Bell, K., (2000), Identification and Documentation of Bite Marks, Journal Of Emergency Nursing, 26 (6): 628-630.

Beena, V. T., Gopinath, D., Heera, R., Rajeev, R., Sivakumar, R., (2012), Bite Marks From the Crime Scene- An Overview, Oral and Maxillofacial Pathology Journal (OMP), 3(1): 192-197.

Bernitz, H., Heerden, Van Heerden, W. F. P., Solheim, T., Owen, J. H., (2006), A Technique to Capture, Analyze, and Quantify Anterior Teeth Rotations for Application in Court Cases Involving Tooth Marks, Journal Of Forensic Science, 51(3): 624-629.

Bernitz H., Bernitz, Z., Steenkamp G., Blumenthal, R., Stol, G., (2012), The Individualisation of A Dog Bite Mark: A Case Study Highlighting The Bite Mark Analysis, With Emphasis on Differences Between Dog And Human Bite Marks, Int J Legal Med., 126 (3):441-446.

Bruce-Chwatt, R. M., (2010), A Brief History of Forensic Odontology Since 1775, Journal of Forensic and Legal Medicine, 17 (3): 127-130.

Bundy v. State 455 So 2d 330 (Fla. 1984)

Bush, M. A., Miller, R. G., Bush, P. J.; Dorion, R. B. J., (2009), Biomechanical Factors in Human Dermal Bitemarks in a Cadaver Model, Journal Of Forensic Science, 54 (1): 167-176.

Bowers, C. M., (2004), Forensic Dental Evidence: Um Investigador Handbook, Elsevier Academic Press (Primeira Edição), Califórnia.

Cheah, A. E. J., Chong, A. K. S., (2011), Bites to the Hand: Are They More Than We Can Chew?, Singapore Med J., 52 (10): 715-719.

Child Welfare Information Gateway, (2016), Definitions of Child Abuse and Neglect, Washington, DC: U.S. Department of Health and Human Services, Children's Bureau.

Clement, J.G, Blackwell, S.A., (2010), Is Current Bitemark Analysis a Misnomer? Forensic Sci Int., 201:33-37.

Costa, S.T., Carvalho, G.P., Matoso, R.I., Freire, A.R., Junior, E.D., et al., (2016), Identificação de Suspeito por Análise de Marca de Mordida em Mulher Morta: Um Caso Relatório, Austin J Forensic Sci Criminol, 3(1): 1049.

De Munnynck, K., Van de Voorde, W., (2002), Forensic Approach of Fatal Dog Attacks: A Case Report and Literature Review, Int J Leg Med, 116 (5):295-300.

DeVore, D.T., (1971), Bite Marks for Identification? A Preliminary Report, Medicine, Science and the Law, 11 (3): 144-145.

Drummond, J.R., Mckey, G.S., (1999), Biting off More Than You Can Chew: A Forensic Case Report, Br Dent J, 187 (9): 466.

Doyle v. State, 159 TEX, Crim. 310, 263 S.W. 2d 779 (1954).

Dubowitz, H., Bennett, S., (2007), Physical Abuse and Neglect of Children, Lancet, 369 (9576): 1891-1899.

Freeman, A.J., Senn, D. R., Arendt, D.M., (2005), Seven Hundred Seventy Eight Bite Marks: Analysis by Anatomic Location, Victim and Biter Demographics, Type of Crime, and Legal Disposition, J Forensic Sci, 50 (6): 1436-1443.

Fonseca, G.M., Farah, M.A., Orellano-Blas-Kovich, S.V., (2009), Bitemark Analysis: Use Of Polyether in Evidence Collection, Conservation, and Comparison, Journal of Forensic Dental Sciences 1(2): 66-72.

Glass, RT, (2003), Forensic Odontology, Forensic Science An Introduction to Scientific and Investigative Techniques, (Ed) James SH, Nordby JJ.CRC Press 2003, Boca Raton, Florida, 61-78.

Gold, M. H., Roenigk, H. H., Smith, E., S., Pierce, L. J., (1989), Human Bite Marks: Differential Diagnosis, Clinical Pediatrics, 28 (7): 329-331.

Gorea, R., K., Jasuja, O. P., (2010), Identification from Bite marks on Nakh (Pear), Journal Indo-Pacific Academy of Forensic Odontology, 1(1): 30-33.

Gorea, R.K, Jha, M, Jasuja, O.P, Vasudeva, K, Aggarwal, A.D., (2005), Marvelous Tools of Identification- Bite marks, Medico-Legal Update, 5 (2):61-64.

Hendriks, F.M, (2001), Mechanical Behaviour of Human Skin in Vivo: A Literature Review, Koninklijke Philips Electronics N.V., Nat. Lab. Relatório não classificado 2001, 1-46.

Hinchliffe, M.J, (2011), Odontologia Forense Parte 4. Mordedura Humana. Br Dent J., 210(8): 363-8. Karaman, F., (2002), Adli Dis Hekimliginde Isirik izleri, Turk Dis Hekimligi Birligi Dergisi, Eylul 2002, 69: 31-34.

Kaushal, N., (2010), Human Bite Marks in Skin: A Review, The Internet Journal of Biological Anthropology, 4 (2): 1-9.

Kedici, S., i§can, M.Y., (2004), Dis Boyutundan Cinsiyet Tayini, Adli Bilimler Dergisi, 3(1): 61-66.

Kellogg, N., (2005), Comité de Abuso e Negligência Infantil da Academia Americana de Pediatria, Aspectos orais e dentários do abuso e negligência infantil, Pediatrics, 116 (6): 1565-1568.

Kennedy, D., (2011), Forensic Dentistry and Microbial Analysis of Bite Marks, Australian Police Journal, março de 2011, 6-15.

Lessig R., Wenzel V., Weber M., (2006), Bite Mark Analysis in Forensic Routine Case Work, EXCLI Journal, 5: 93-102.

Lewis v. the Queen, 29 A Crim R 267 a 271 (1987).

MacBean, C. E., Taylor, D., Ashby, K., (2007), Animal and Human Bite injuries in Victoria, 1998-2004, MJA, 186 (1): 38-40.

MacFarlane, T.W., MacDonald, D.G., Sutherland, D.A., (1974), Statistical Problems in Dental Identification, J. Forensic Sci. Soc. 14 (3): 247-252.

McKenna, C.J., Haron, M.I., Brown, K.A, Jones, AJ, (2000), Bitemarks in Chocolate: A Case Report. (resumo), J Forensic Odontostomatol, 18 (1):10-14.

McNamee, A. H.; Sweet, D., (2003), Adherence of Forensic Odontologist to the ABFO Guidelines for Victim Evidence Collection, Journal of Forensic Science, 48 (2): 382-385.

Maloth S, Ganapathy KS. (2011), Comparação entre cinco métodos bidimensionais comummente utilizados para a produção de sobreposições de marcas de mordida humana a partir de moldes de estudo dentário, Indian J Dent Res., 22:499-505.

Martin-de las Heras S, Valenzuela A, Ogayar C, Valverde J, Torres JC. (2005), Produção baseada em computador de sobreposições de comparação a partir de moldes dentários digitalizados em 3D para análise de marcas de mordida, J Forensic Sci., 50(1):127-33.

Martin-de las Heras, S., Valenzuela, A., Valverde, A. J., Torres, J. C., Luna- del-Castillo, J. D., (2007), Effectiveness of Comparison Overlays Generated with DentalPrint Software in Bite Mark Analysis, Journal of Forensic Science, 52 (1): 151156.

Martin-de-las-Heras, S. Tafur, D., (2009), Comparison of Simulated Human Dermal Bitemarks Possessing Three-Dimensional Attributes to Suspected Biters Using A Proprietary Three- Dimensional Comparison, Forensic Science International, 190: 33-37.

Oehler, R., Velez, A.P., Mizrachi, M., Lamarche, J., Gompf, S., (2009), Biterelated and Septic Syndromes Caused by Cats and Dogs, Lancet Infect Dis., 9 (7): 439447.

Pallam, N.K., Boaz, K., Natrajan, S., Raj, M., Manaktala, N., Lewis, A.J., (2016), Computer- Based Method of Bite Mark Analysis: A Benchmark In Forensic Dentistry?, Journal of Forensic Dental Sciences, 8 (1): 32-39.

Patil, S., Roa, R.S., Raj, A.T., (2013), A Comparison Between Manual and Computerized Bite-Mark Analysis, J. Adv Oral Research, 4(3): 1-6.

Pierce, L.J., Strickland, D.J., Smith S., (1990), The Case of Ohio vs.

Robinson. An 1870 Bite Mark Case, Am J Forensic Med Pathol, 11(2):171-177.

Pretty, I. A., Sweet, D., (2001), The Scientific Basis for Human Bitemark Analysis - A Critical Review, Science & Justice, 41 (2): 85-92.

Pretty, I. A., (2006), The Barriers to Achieving on Evidence Base For Bitemark Analysis, Forensic Science International, 159: 110-120.

Pretty, I. A, (2008), Medicina Dentária Forense: 2. Bitemarks and Bite Injuries, Dent Update, 35: 48-61.

Pretty, I. A., Sweet, D., (2010), A Paradigm Shift in the Analysis of Bitemarks, Forensic Science International, 201 (1-3): 38-44.

R v Carroll (2002) 213 CLR 635.

Rai, B., Anand, S.C., Madan, M., Dhattarwal, S.K., (2006), Bite marks: A New Identification Technique, Internet J Forensic Sci. 2(1).

Rothwell, B. R, (1995), Bitemarks in Forensic Dentistry a Review of Legal, Scientific Issues, The Journal of The American Dental Association, 126 (2): 223-232.

Santoro, V., Lozite P., De Donno, A., Introna, F. (2011), Estudo experimental de lesões de marcas de mordedura por análise digital, J Forensic Sci., 56:224-228.

Sheasby, D.R, MacDonald, D.G, (2001), A Forensic Classification of Distortion in Human Bitemarks, Forensic Science International, 122: 75-78.

Sognnaes, R.F., Rawson, R.D., Gratt, B.M., Nguyen, N.B., (1982), Computer Comparison of Bitemark Patterns in Identical Twins, J. Am. Dent. Assoc. 105 (3): 449451.

Solheim, T., Leidal, TI., (1975), Scanning Electron Microscopy in The Investigation of Bite Marks in Foodstuffs, Forensic Science, 6(3): 205-215.

Stavrianos, C., Vasiliadis, L., Emmanouil, J, Papadopoulos, C., (2011a), Avaliação in vivo da exatidão de dois métodos para a análise da marca de mordedura em géneros alimentícios, Research Journal of Medical Sciences, 5 (1): 25-31.

Stavrianos, C., Vasiliadis, L., Papadopoulos, C., Pantazis, A., Petalotis, N., et al., (2011b), A Case Report of Facial Bite Mark; Reference of Methods of Analysis, Research Journal of Medical Sciences, 5 (3): 126-132.

Ström, F., (1963), Investigation of Bite-marks, Journal of Dental Research, 42: 312-316. Sweet D., Lorente M., Lorente J.A., Valenzuela A., Villanueva, E., (1997), An improved Method to Recover Saliva from Human Skin: The Double Swab Technique, J Forensic Sci., 42:320- 322.

Sweet, D., Bowers, M., (1998), Accuracy of Bite Mark Overlays: A Comparison of Five Common Methods to Produce Exemplars from a Suspect's Dentition, Journal of Forensic Science, 43(2):362-367.

Sweet, D., Pretty, I.A., (2001), A Look at Forensic Dentistry Part 2: Teeth As Weapons of Violence- Identification of Bitemark Perpetrators, Br. Dent. J., 190(8): 415-418.

Thakar, M. K., Kapoor, P., (2013), Forensic Examination of Bite Marks Present on Different Surfaces, Anil Aggrawal's Internet Journal of Forensic Medicine and Toxicology, junho de 2013, 14 (1) ISSN: 0972-8074

Wagner, G. N., (1986), Bitemark Identification in Child Abuse, Pediatric Dentistry, 8 (1); 96-100.

Yasar, Z. F., Akduman, G. G., (2007), Cocuk ihmali- istismari ve Adli Dis Hekimligi, TSK Koruyucu Hekimlik Bulteni, 6 (5): 389-394.

Yasar, F., Hanci, H., Alsin, H., (2001), Adli dis Hekimligi, Sted, 10(12): 450451.

Tug, A., Yasar, F.,   (2006), Felaket Kurbanlarinin Kimliklendirilmesi Gilismalarincla Dishekimlerinin ve Dis incelemelerinin Onemi, Hacettepe Dishekimligi Fakultesi Dergisi, 30(4): 77- 82.

More
Books!

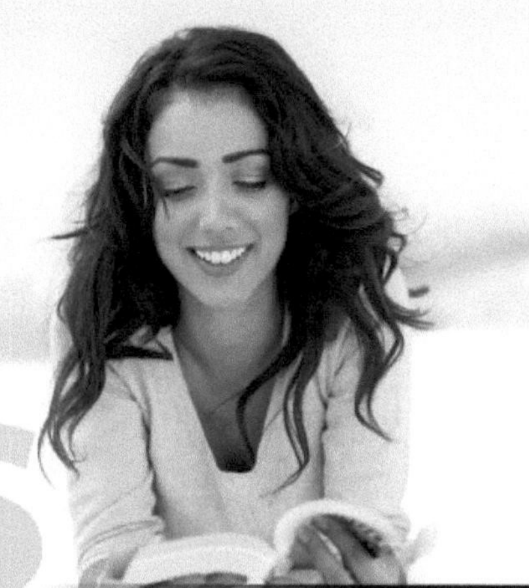

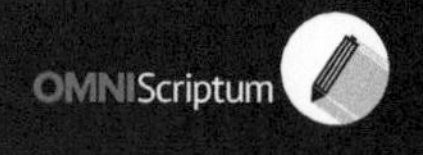

info@omniscriptum.com
www.omniscriptum.com
OMNIScriptum

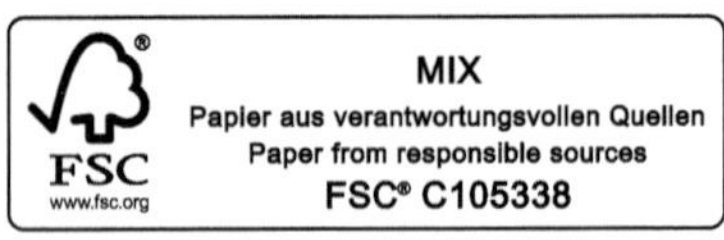

Printed by Books on Demand GmbH, Norderstedt / Germany